JN097752

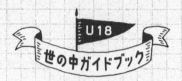

U18
世の中ガイドブック

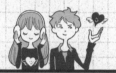

Looking After Your Mental Health

自分のこころと うまく付き合う 方法

アリス・ジェームズ 著
ルーイ・ストウェル

西川知佐 訳

東京書籍

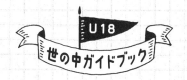

U18
世の中ガイドブック

Looking After Your Mental Health

自分のこころと
うまく付き合う
方法

アリス・ジェームズ 著
ルーイ・ストウェル
西川知佐 訳

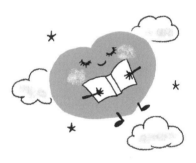

もくじ

はじめに
「こころの健康」ってなんだろう?......... 6

第1章
脳ってどうなってるの?......................... 8

第2章
感情ってなんだろう? 18

第3章
あなたは誰? 38

第4章
鏡をのぞくと 56

第5章
友だち...78

第6章
家族...102

第7章
性と恋愛.....................................124

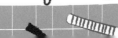

第 8 章
インターネットとの付き合い方.........150

第 9 章
「思春期」って難しい 171

第 10 章
こころの病気....................................190

第 11 章
うつ病と不安障害..............................220

第 12 章
摂食障害 227

第 13 章
相談相手を見つける..........................248

用語集 256
索引...266

<ruby>はじめに<rt>はじめに</rt></ruby>
「こころの健康」ってなんだろう?

　からだの調子が悪いところはないかな?　元気な状態かな?　誰だって、そんなふうに「からだの健康」に気を配るはず。からだはケガをしたり、病気になったりするけれど、時間とともに回復していくものだ。

　でもからだが健康ならいいってわけじゃない。「こころの健康」だって忘れちゃいけないんだ。自分の頭の中はどんな状態で、どんな気分か。どう考えて、どう行動しているか。こんなふうに、こころの健康について考えることも必要だ。

　からだと同じように、こころの健康状態も常に変化していく。具合が良くて落ち着いているときもあれば、調子が悪くてイライラしちゃうときだってある。

自分のこころは大丈夫?
　こころの健康に気を配るのは、とても大切なことだ。成長につれて、新しい気持ちがどんどん芽生

えてくるし、感情だって強く激しくなっていく。学校や家、そのほかの場所でもプレッシャーを感じる場面は増えていくからね。

からだを健康にしてケガをしない方法なら、よく知っているはずだよね。病気を予防するために野菜を食べたり、手洗いを欠かさないようにしたり。ケガしたくないから、走っている車から飛び降りたりもしないよね。でもこころの健康を保つにはどうすればいいんだろう？

誰もが悩んだり、この先、つらい目にあう可能性がある。この本には、そんなときにどうすればいいかが書いてある。友だちや家族とケンカをした。テストの結果が悪かった。SNSでトラブルに巻き込まれた。あまりないことかもしれないけど、深刻なうつ状態に悩まされた。そんなときには、この本を開いてほしい。

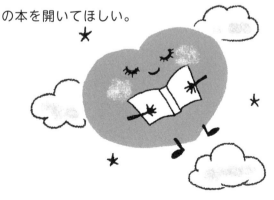

1.

第1章
脳ってどうなってるの？

脳は何をするところ？

　脳は、からだのコントロールセンター。きみの行動全てがここで管理されているし、外からの情報を処理して理解しようとしている。ここに紹介するのは、脳が毎日やっていることのほんの一部だ。

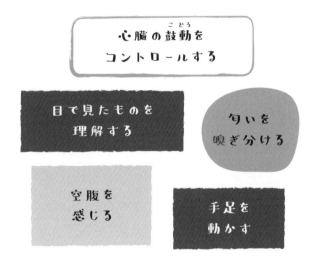

心臓の鼓動を
コントロールする

目で見たものを
理解する

匂いを
嗅ぎ分ける

空腹を
感じる

手足を
動かす

　きみが気づかないうちに、脳はいろんな仕事をしているんだよ。

大切な役割

　脳には、匂いをかいだり、からだを動かしたりするよりも、もっと大切な役割がある。それは、考えることだ。

　きみの脳は、1秒だって止まらずに考え続けている。疑問を抱いたり、昔のことを思い出したり、あれこれ空想したり……ただ何かを感じているだけのこともあるよ。

脳が考えてること
（図：頭のなか）

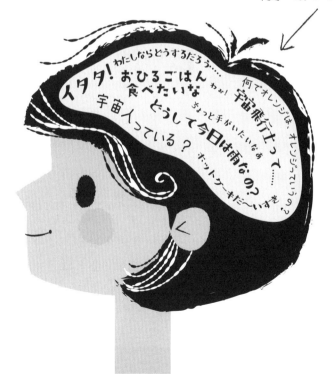

感情はどこからくるの？

　感情や気分は、ホルモンと呼ばれる脳内の化学的な情報伝達物質と、神経伝達物質によって作られる。嬉しい気持ち、悲しい気持ち、興奮、怒り、そのどれもが化学的にできたものなんだ。

　ホルモンは血中に放出されると、からだ中をかけめぐる。次の３つの重要なホルモンが、どんな感情を引き起こしてどんな働きをするか見ていこう。

アドレナリン

〈 恐怖 、不安 、怒り 〉

脳内でいろんな情報を素早く
つなぎ合わせ、からだ中に
メッセージを行き渡らせる。
目の前で起こっていることに
すぐに対応できるように
するためだ。

オキシトシン

〈 愛情 、信頼 、思いやり 〉

とくに子どものときなどに、
誰かに抱きしめられたり、
手を握られたりすると分泌する。
からだの緊張をとって、くつろいで
満たされた気持ちにしてくれる。

コルチゾール

〈 ストレス 〉

強いストレスがかかる状況を
乗り越えられるように、からだに働きかける。
痛みを感じにくくさせたり、
筋肉の中のエネルギーを増やしたり、
記憶力を強化してくれる。

神経伝達物質は、脳内で細胞同士のコミュニケーションを活発にする働きがあるんだ。次の2つの代表的な物質は、感情に作用する。

セロトニン

〈 幸せ、悲しみ 〉

あらゆる感情や気分をコントロール。
十分な量が分泌されていれば
幸せな気分になるけど、足りないと
悲しくなったり、落ち込んでしまったりする。

ドーパミン

〈 自信、興奮 〉

「脳の報酬経路」と呼ばれるものの一部。
目的のものを手に入れるために
行動をうながしたり、何かがうまくいったときに
嬉しい気持ちにしたりする。

きみがどんな気分になるかは、脳の中で分泌される化学物質で決まってくるんだ。

なぜ感情があるの?

　感情とはやっかいなもの。誰だって、怒ったり、不安になったりしたくないけれど、人は感情を持っている。それには理由があるんだ。まず、感情があるからこそ、人類は生きのびてこられた。とくに数千年前には、感情は重大な役目を持っていたんだよ。

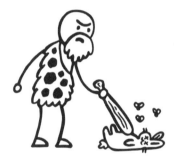

気持ち悪いという
感情があるから、
くさった有害なものを
食べたり、触ったり
しないでいられるよ。

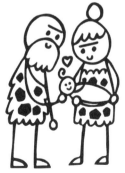

好きという気持ちは、
他の人との関係を深めたり、
子どもを育てる上で
とっても大切。

13

怖いという感情があるから、人は自分を守る
ために戦ったり、逃げたりするんだ。

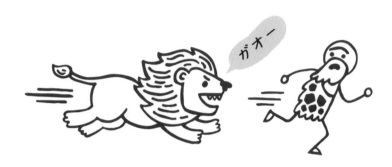

　脳とからだはつながっているから、感情が高ぶっ
たら、からだも反応する。怖い場面で心臓がドキド
キしたり、汗が止まらなかったり、手が震えたりす
るよね。それはノルアドレナリンというホルモンが
出て、状況に立ち向かったり逃げたりするように、
からだを反応させているからなんだ。
　誰かと仲良くなれたりするのも感情のおかげ。社
会的な生き物である人間は、感情を表現し合うこと
で、それぞれがどう感じているかを分かり合ってい
る。特に顔の表情は、言葉や文化に関係なく、万国
共通なものなんだよ。

脳は人それぞれ

　思春期になると脳は変化する。それまでの配線が、新たな経路で接続し直されて固定される。でもそれは、大人になるための準備のひとつにすぎないんだ。大人になったからといって新しい人格になったり、突然別人になったりはしない。感情が高ぶりやすくなったなどの変化を感じることがあったりしながら、少しずつ変わっていくんだよ。脳は人によって微妙に違うから、同じ状況をそれぞれ違うように感じるのも当たり前のことなんだ。

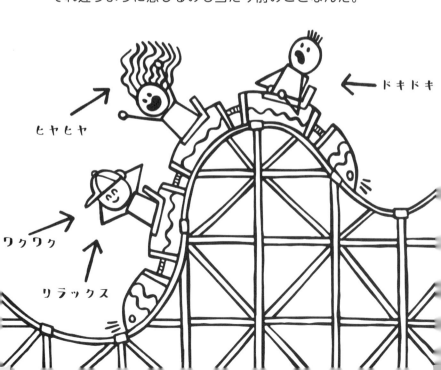

ドキドキ

ヒヤヒヤ

ワクワク

リラックス

眠りの力

脳にとって睡眠はとっても大切。

きみが眠っているとき、からだは休んでいる状態だけど、脳は働き続けている。起きているときに取り入れた情報を処理して、記憶を作って、いらないものを排除しているんだ。思春期に、より長い睡眠が必要になるのは、からだが成長・変化して、脳の回路が新しく作り替えられるからなんだ。

眠れなくてもあまり心配しないで。睡眠が足りていないとクヨクヨするよりも、とにかく少しでも眠ろうとすることが大切だよ。

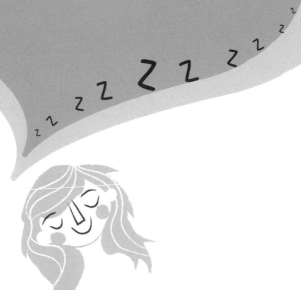

- 寝る1〜2時間前にシャワーを浴びたり、お風呂に入ろう。からだが温まると筋肉がほぐれる。湯上がりにはリラックスして落ち着いた気分になる。

- ベッドやふとんにはスマホ、パソコン、タブレットを持ち込まないこと。画面の明るい光が脳を刺激して、リラックスしにくくなるんだ。

- からだを軽く動かすと睡眠の質が高まる。でもクールダウンに時間がかかるから、眠る直前には避けること。

- いろんなことが頭に浮かんでリラックスできないなら、しなきゃいけないことや考えていることなどを紙に書き出してみよう。書いたら朝まで忘れてしまおう。

- 日々の行動を習慣化しよう。週末も含めて、毎日それを守るんだ。そうすれば脳とからだが、いつ眠って、いつ目覚めればいいか自然に覚えていってくれるよ。

第2章
感情ってなんだろう?

感情を言葉で表現してみよう

　いつだって幸せいっぱいな人なら、感情について考える必要はないはずだ。自分がどう感じているか、言葉や文章で説明する必要がないからね(そもそも、そんな文章は面白いわけがない)。

> 今日あったこと
> 今日はとっても幸せだった。昨日も、おとといも幸せだった。きっと明日も同じはず。この先もずっと同じなんだろうなぁ。

　でも、いつも幸せな人はいないんだよ。誰だって嫌な気分になるものだし、自分がどう感じているかじっくりと向き合って、言葉で表現するのはとても大切なことなんだ。

　自分がどう嫌な気分なのか詳しく知ることができれば、気分を上向きにする方法だって分かるはず。

　とはいえ感情を言葉で表現するのって、実はとっても難しい。ときどき「感情カード」で自分の気分を確認してみるといい。

今のきみはどんな気分？　下の絵にあてはまるものはある
かな？　ひとつだけじゃなくて、いくつかの気分が混ざって
いるかもしれないよ。

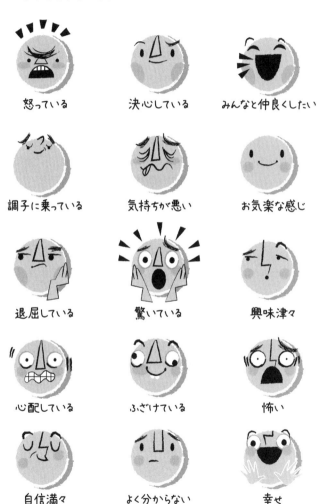

怒っている　　　　　　決心している　　　　みんなと仲良くしたい

調子に乗っている　　　気持ちが悪い　　　　お気楽な感じ

退屈している　　　　　驚いている　　　　　興味津々

心配している　　　　　ふざけている　　　　怖い

自信満々　　　　　　　よく分からない　　　幸せ

感 情

　人の気持ちは、幸せ、悲しみ、恐怖、怒りといった強い感情が複雑に組み合わさっているものだ。「幸せ」という言葉を使っているけれど、「幸せ」ってどういう状態なんだろう？　「悲しみ」って何だろう？

1. 幸せ

　　　　　幸せとは、基本的には前向きで良い感情だ。でもきみの幸せと人の幸せは、必ずしも同じではない。決まった感じ方があるわけではないからね。

　喜びや楽しさといった、熱い光にピカッと照らされるような強い幸せがあれば、満足感のように、胸が温かくなる穏やかな幸せだってあるんだ。

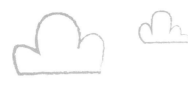

幸せだって思えない。
どこかおかしいの?

　どこもおかしくなんてないよ。幸せとは、いつで
も感じていられるようなものではないんだ。

　いつも幸せじゃないからといって、きみが悪い人
生を送っているわけではない。それが人間だ。生
きていく上では、問題に立ち向かって解決するこ
とも大切だし、そういうときってワクワクするこ
ともあるよね。

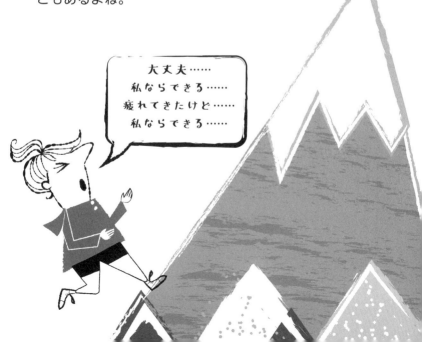

大丈夫……
私ならできる……
疲れてきたけど……
私ならできる……

幸せを科学すると

　幸せとは、化学的な物質が複雑に絡み合って感じられるものだ。どうやって生じているか完全に明らかにはなっていないけど、次のような物質が関係していることは分かっているんだ。

オキシトシン
セロトニン
ドーパミン

　そして、鎮痛効果のあるエンドルフィン。これは、からだを動かすと作られる。エクササイズすると気分が晴れるのは、そのためだ。

　ここに挙げたホルモンや物質については、10〜12ページでも紹介しているよ。

2. 悲しみ

　幸せと同じように、悲しみにもいろいろな形が存在する。小さいけれど、どうしてもぬぐいきれない違和感やモヤモヤ、人目も気にせず号泣してしまうほどのみじめな気持ちもある。

　誰かから嫌なことを言われたり、家族が亡くなったり、人生がうまくいかないときに人は悲しみを感じるものだ。でも、訳もなく悲しくなることもあるし、突然悲しみが消えることだってあるんだよ。

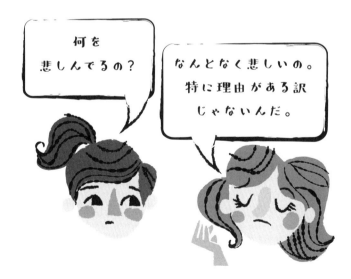

何を
悲しんでるの？

なんとなく悲しいの。
特に理由がある訳
じゃないんだ。

どうして涙が
出るんだろう？

　物理的な原因でも涙は出る。まずは目をうるおすため。目にほこりが入らないようにしたり、有害な物質を洗い流したりもしてくれる。玉ねぎを切っていて涙が出るのも、それが理由だ。でも感情的な涙はもっと複雑だ。

　人間が感情的な涙を流すのには、いくつか理由がある。例えば、攻撃的になっている相手に、自分は敵ではないと知らせるため。犬が、自分よりも大きな犬に対してお腹を見せるのと同じ感じだね。自分は弱い存在で、助けを必要としていると周囲に知らせるため、ということも考えられる。

　そういった感情的な涙は、物理的に出る涙とは違った化学物質が関係している。だから、悲しい映画で泣いてしまって「目に何かが入った」とウソをついたとしても、化学的に検証すれば、それが感情的な涙だってバレてしまうらしい。

3. 怒り

　胸の中が燃えているような気分。それが怒りだ。どこからともなく突然現れることもあれば、なべの湯がグツグツとふっとうするように、時間をかけて強くなっていくこともある。

　怒っちゃダメだと言われたり、怒りは悪くて危険な感情だと思われがちだよね。けれども、怒りの感情を抱くのは全くおかしなことではないんだ。ただし、怒りにまかせて軽はずみな行動をとれば、悪い結果を招いてしまうこともある。気持ちが落ち着いたときに後悔するような出来事につながってしまうんだ。

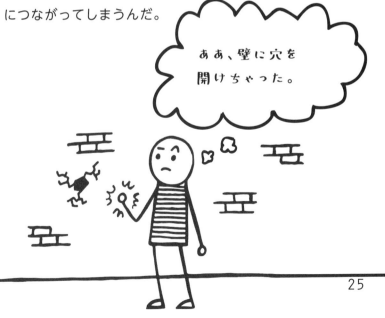

ああ、壁に穴を開けちゃった。

怒るのは悪いことではないし、実は必要な感情でもある。状況を変えようと気持ちをかきたててくれたり、友だちとの関係を見直すための問題点に気づかせてくれたりもする。

　ただ、取り扱い方を間違えると、問題になるだけなんだ。

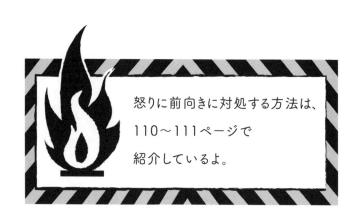

怒りに前向きに対処する方法は、
110〜111ページで
紹介しているよ。

怒りを科学する

　怒りは、脳の扁桃体（へんとうたい）と呼ばれる部分から生まれてくる。活性化した扁桃体は、肝臓（かんぞう）の上にある副腎（ふくじん）にアドレナリンというホルモンを分泌するように指令を出すんだ。アドレナリンが素早く体内をかけめぐると、きみは怒りを抱いて臨戦態勢になる。そして怒ると、テストステロンと呼ばれる攻撃的な気持ちにさせるホルモンが放出されるんだ。

　怒りによって顔つきは変わるもの。筋肉が硬くなって、にらみつけているような表情になったりする。声も大きくなって、話すスピードも速くなる。こういった怒りのサインが相手を威圧するんだ。

4. 恐怖

不安を感じると、心臓の鼓動が速まり、筋肉は緊張して硬くなる。だから、からだが熱くなるのと同時に、冷たくなるように感じることがある。

危険な場面では、恐怖の感情が人を救う。筋肉の状態が変わって、逃げたり、戦ったりできるようになる。危険な状況を想像するだけで、からだがそんな症状になることもあるんだよ。恐怖はからだのアラーム装置。危険に対処できるように準備を整えているんだ。

テストとか、緊張する会話の前も、不安な気持ちになるよね。身体的な危険が迫っていない状況でも、人は恐怖を感じるものなんだ。

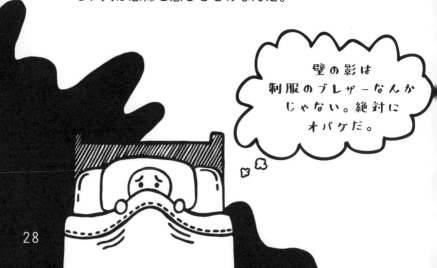

壁の影は
制服のブレザーなんか
じゃない。絶対に
オバケだ。

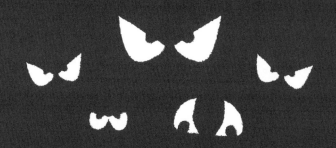

テスト前に勉強をするように、恐怖が刺激になって行動を引き起こすこともある。でも逆に、恐怖心は行動の邪魔もする。怖くてからだが動かなくなったり、何もできなくなったり。しゃべることも、書くこともできなくなることもある。

なぜ恐怖で からだが動かなくなるの？

からだが動かないことが、悪いことでしかないように思えるよね。何もできなければ、問題は悪くなるばかりだ。でもそれは、人類が天敵に囲まれて暮らしていた大昔の時代に関係しているかもしれない。からだが動けば天敵に気づかれてしまうので、じっと動かないほうが生き残る確率が高くなる場合があるからね。まあ、テスト中にからだが動かなくなったら、困るけどさ。

5. 驚き

 思いがけないことが起こると、人は驚く。からだ中が少し震えるような感じだ。心底びっくりしたときには恐怖すら覚えるけれど、驚きは良い感情と結びついている場合の方が多い。驚いた後に急に幸せな気持ちが湧いてきたりするんだ（感情とはひとつひとつ独立しているものではなくて、それぞれが結びついている）。

6. 興奮

興奮とは、未来のことを考える感情だ。休日の前や、何か良いことが起こりかけているときに人は興奮する。幸せや希望、未来に対する前向きな気持ちに結びついているんだ。

でも現在に対して興奮する場合もある。例えば、自分が夢中になっていることを、同じ趣味をもつ人に話しているときってワクワクするよね。

7. 恥ずかしい

　誰かと一緒にいるときに抱く感情だ。
自分のバカげた行為が誰かに知られた
ら、恥ずかしくなる。顔がほてって、赤
くなったりする。

　そして他の人が自分のことをどう思っているの
かを気にすると、もっと恥ずかしい気持ちにもな
る。でも歳をとって経験が増えていけば、そう感
じることは圧倒的に少なくなっていくんだ。だか
ら大人になる頃には、周りの子どもが気まずい思
いをするような、勝手気ままな振る舞いができる
ようになったりするんだよ。お楽しみにね。

　恥ずかしいと感じたときには、みんなが本当
に自分のことをそこまで気にしているか考えてみ
るといいかもしれない。みんなの前で転んだり、
服が裏返しだったからといって、他の人は、き
みへの考えや感じ方を変えるかな？　誰かが同
じ失敗をしたら、きみもそれを気にするかな？

8. うらやましさ&嫉妬

　この2つは違う感情だけど、深く関係している。うらやましいというのは、他の人が持っているものを欲しいと思う気持ちだ。他の子の最新のスマートフォンをいいなと思ったりね。一方の嫉妬は、自分が持っているものを誰かに壊されたり取られそうになるときに感じるものだ。とくに人間関係についてのことが多い。これらの感情が、それまでいい感じだった状況を台無しにしてしまうこともある。そう

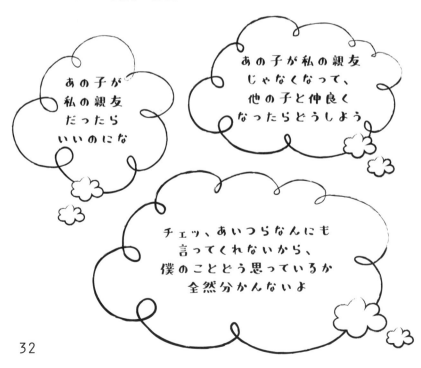

あの子が
私の親友
だったら
いいのにな

あの子が私の親友
じゃなくなって、
他の子と仲良く
なったらどうしよう

チェッ、あいつらなんにも
言ってくれないから、
僕のことどう思っているか
全然分かんないよ

32

なりそうなときには、気持ちを言葉にしてはき出してみよう。少しは状況が良くなるはずだ。この２つの感情は、誤解や思い込みから生まれることがほとんどだからね。

　でも、他の人との関係を深めてくれもする。嫉妬(しっと)を感じてはじめて、その人が、誰かに取られたくないほど大切な存在なんだと気づいて、もっと大切に扱うようになったりとかね。

9. 孤独

　孤独とは、冷たくて寂しい気持ちだ。感情の空腹状態のようなものだ。何か食べたいとお腹がなるように、友だちを欲しがって孤独を感じたりするんだ。

　でも、ひとりでいるのが孤独で、寂しい状態というわけではない。誰だってひとりの時間を楽しんでいるものだ。誰かと一緒にいても、孤独を感じることだってある。他の人と過ごしながら感じる孤独ってなかなかきついものなんだ。なじめない集団に身を置いていたり、うまくいっていない人と一緒にいるときにも、孤独を感じたりする。

　そんな孤独な気持ちは、知らないうちに消えていることもある。新しい友だちができたら孤独を感じなくなったということもあったりするんだよ。

33

10. 愛情

　愛情にも様々な形がある。家族愛をはじめ、友だち同士の愛、ロマンチックな愛、架空のキャラクターへの愛だって存在する。

　幸福と同じく、激しいものもあれば、穏やかで、ジンワリと温かな気持ちにしてくれるものもあるんだよ。愛は、誰かとの仲を強く結びつけてくれる。けれども愛する相手から愛されなかったり、冷たくされたりすると傷つきもする。幸せと同じようにオキシトシンというホルモンが愛情を生むんだ。

11. 憎しみ

　愛情の裏返しが憎しみだ。この 2 つの激しい感情はとても近くなることがある。どちらもきみの人生に大きな影響を与える人に対して抱くものだからね。愛情と憎しみは、炎のごとく激しい悪魔の双子のような存在なんだ。

気持ちは変わるもの

　気持ちはコロコロ変わるもの。そのときそのとき
の出来事に影響を受けて変わることも多いけれど、
原因が分からないこともある。どんな気持ちでも、
それがずっと続くことはないんだよ。気持ちや感
情って一時的で、浮き沈みをくり返すものなんだ。

覚えておいて：どんな感情を抱いても
いいんだ。それが悪い感情だからといって、
きみが悪い人間というわけではない。大切な
のは、感情の適切な対処法を学び、自分自
身に優しく接することだ。悪い感情は、何か
がおかしいことをきみに教えようとしている。
その状況を正す機会を与えてくれているんだ。
きみが友だちに怒っていたとする。怒りがある
からこそ、きみは友だちと話をして、仲直りす
る道を見つけられるかもしれない。悪い感情
だって、感情のひとつにすぎない。時間が経
てば、勝手にどこかへいってしまうものなんだ。

感情を明確化させる

　自分がどう感じているかを明確にすると、より簡単に感情を変えることができる。感情と距離を置けば、それに飲み込まれることもない。自分がどんな気持ちでいるかハッキリさせれば、その気持ちを手放して、解消しやすくなるんだよ。

　でも全ての感情に名前がついているわけではない。とても繊細な感情や、感情に影響する行為の中には、特定の言語でしか表現できないものだってあるんだ。ここでいくつか紹介するよ。

・**スッカ**(サンスクリット語) … 環境や状況に左右されることのない、いつも続く幸せのこと。

・**森林浴**(日本語) … 樹木に接して、気持ちをリラックスさせる行為。

・**タラブ**(アラビア語) … 音楽によって得られる、快楽や高揚感。

気持ちを記録してみよう

　数日間でいいから、自分の気持ちを記録して
みよう。細かくなくてもいい。日付と、どんな気
分や気持ちか、その日に起こったことを書き留め
ておくんだ。読み返してみて、何か気づくかな?
きみが抱きやすい感情はなんだろう?

　こんなふうに記録してみよう

日付：6月2日　月曜日

気持ち：寂しくて、怒りっぽい感じ

出来事：お姉ちゃんと口ゲンカした

考えていたこと：明日テストがあるなあ

その後の行動：2階で読書した

1時間後の気持ち：本を読んで気分が
少し良くなったから、お姉ちゃんとテレ
ビを見た

第3章
あなたは誰?

自分のアイデンティティを見つける

　自分はどんな人間なんだろう?　生まれたばかりのとき、人はそんな感覚は持っていないものだ。でも3歳くらいになると、自分がひとりの人間で、自分だけの個性や感性を持っていることについて考え始める。

> わたしが世界。
> わたしの思い通りに
> 世界全体が動く

> わたしは3歳で、
> 犬を飼っていて、チーズ
> が嫌いで、目は茶色。

　成長するにつれて、自意識は強くなっていく。自分自身ってなんだろうと、考えるようになる。自意識は、アイデンティティとも呼ばれているよ。

自分が何者であるかを発見して、アイデンティティを形成していくのは時間がかかるもの。そして止まることもない。アイデンティティとは一生を通して変化し、発展していくものなんだ。

冷静に考えてみよう

　人生におけるさまざまな疑問について考える専門家を哲学者という。これまで何千年にもわたって、多くの哲学者が自意識について考えてきた。彼らは次のような問いかけを残している。

・ひとりの自分でいるとはどういうことなのか？
・ここにいる自分は、去年と同じ自分なのか？
・5分前と同じ自分なのか？
・自分は魂を持っているのか？

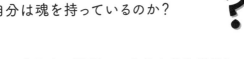
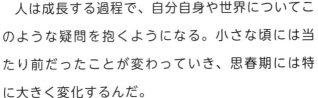

　人は成長する過程で、自分自身や世界についてこのような疑問を抱くようになる。小さな頃には当たり前だったことが変わっていき、思春期には特に大きく変化するんだ。

自分自身になる

　アイデンティティは、生まれてから死ぬまで変化し続けるけれど、思春期になると劇的に変化するんだ。体型が変わり、脳も成長し、ホルモンが放出されてそれまでと違った感じ方をするようになる。学校生活も新しく変わる場合が多い。何を学び、何に興味を持ち、どんな友だちと出会い、どんな大人になっていくか。いろいろなことが変動したり、決めることがたくさんあって、かなりのストレスを感じるものなんだ。

どの科目を選択しますか？

美術　□
書道　□
音楽　□

もう今日は何も決めたくない　☑

アイデンティティを試着しよう

　思春期や 10 代には悩んで混乱することも多いけれど、ワクワクすることだって多い。全く違ったタイプのファッションを楽しんで、あらゆるジャンルの音楽を聴いて、いろいろな友だちを作ったりしながら、自分自身を表現する方法を見つけていく。そう、自分という人間を試してみるチャンスのときなんだ。

　青春を迎えると、情感をたっぷり込めた詩や小説、はたまた LINE のステータスメッセージ（ステメ）を書いたり SNS に投稿する人が出てくる。きみはまだ、自分のダークな面やディープな部分がにじみ出る言葉を書いたことはないかもしれない。でも、そのうち書くときがくるかも？

あせらなくても大丈夫

　自分のアイデンティティについて悩んでいるとき、気持ちが落ち着かなくて、不安になるかもしれない。でも全てをハッキリさせなくたっていいんだ。自分を見つけるのには、時間がかかるものなんだよ。

　人生に迷ったり、手いっぱいになったりすることもある。そんなときには、なんとかなると自分に言い聞かせてみよう。こころが落ち着くはずだ。何度も優しく、くり返し語りかけよう。本当にそうなると信じられなくても、不思議なほど穏やかな気持ちになるから。

溶け込むこと、目立つこと

　自らのアイデンティティを追い求めていく上で何より大切なのが、周囲とうまくやっていく方法を見つけることだ。人と人との関係を円滑に進めたいという気持ちは、私たち人間が持つ強い本能だ。でも同時に、特別でユニークな存在でありたいと考えるのも自然なこと。この2つのバランスを保つのは簡単ではないし、学校生活ではとくに難しいかもしれない。

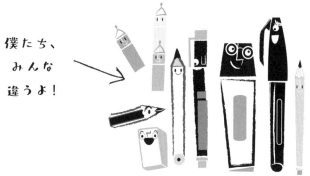

僕たち、
みんな
違うよ！

　みんなと同じ制服を着て、決められたことをしなくてはいけないことに、プレッシャーを強く感じるときだってあるはずだ。でも他のみんなも、きみと同じくらい悩んだり迷っていることを忘れちゃいけないよ。誰だって自分がなじめる場所を探しているものなんだ（それでいてひとりの人間でもいられる場所をね）。このような同調圧力については、90〜91ページで詳しく説明している。

一番大切なものは何?

　周囲からどう思われても、自分にとって大切なことを忘れないでほしい。見失いそうなときには、自分自身にこう問いかけるんだ……。

・ 自分の人生で何が一番大切?
・ みんなから反対されても、これだけは守りたいと思うことは何だろう?
・ 良い人間ってどんな人のこと?

　いつも答えが同じではないはず。成長するにつれて、答えは変わってくるもの。でも自分にとって何が譲れないかを把握するのは大切なことだ。
　自分の意見だけを尊重すべきだということではない。自分が何を大事にしているか把握することは、困難に直面したときに自分を守ることにもつながる。この世界は大切なものであり、守るために戦うだけの価値があると、自分自身に思い出させることができるんだ。

自尊心

　自尊心とは、自分を肯定的に評価すること。自尊心が高いことは、自分を歴史上の偉大な人物だと思い込むことなんかではない。単純に、自分は大切な存在で、価値があると信じることなんだ（それは事実だしね）。でも悩みがたくさんあるときには、そんな思いを保ち続けるのが難しいこともある。

　自尊心を高める方法は 50 〜 51 ページに載っているけれど、ここでその方法をひとつだけ紹介したい。自分が嫌いになったときに試してほしい。

　落ち込んでいる友だちに、きみならどう声をかけるだろう。友だちが「私なんて存在価値がない」と言ったら、きみは「きみはとっても素敵で、かけがえのない存在だよ」と励ますはずだ。なら自分自身にだって、同じような態度で接することができるはずだよね？　自分の友だちになってみるんだ。

自尊心が低いときには

　悪いことをしたと自覚すれば、罪悪感を抱き、恥ずかしい思いをするもの。それが人生だ。でもそんな気持ちが、もっと厄介な状態に変わってしまうこともある。例えば自分はどうしようもなくて、間違いだらけのなんの価値もない人間だと思い込んでしまうこと。自分について、そんなふうに思わなくていい。ネガティブな考えには、ポジティブな考えで対抗すること。

私には何の
価値もない

ネガティブ＆ポジティブなひとり言

　頭の中で自分に語りかけてみよう。「私は良いところがない人間だ」と言うかわりに、「私には良いところがたくさんあって、価値ある人間だ」と自分に言い聞かせるんだ。薄っぺらな言葉に聞こえるかもしれないけれど、言っていれば気分は良くなるはず。ネガティブな考えを打破するには、そんなポジティブな言葉を返し続けることがとても有効なんだ。

違う、私には
価値がある！

　ネガティブな声が大きかったり、しょっちゅう聞こえてくる場合は、身近な大人に相談しよう。

人と比べない

　みんな素敵な人生を送っているなあ。自分を周囲と比べては、そんなふうに思ってしまうことがある。

　たしかに、大きな問題にぶつかることがなく、人生楽勝モードのラッキーな人はいる。でも彼らが自信満々に見えたとしても、その裏で苦労や努力をしている人がほとんどなんだ。なんだってうまくこなしているように見える人だって、表面から見えない部分で苦労していたりするんだよ。

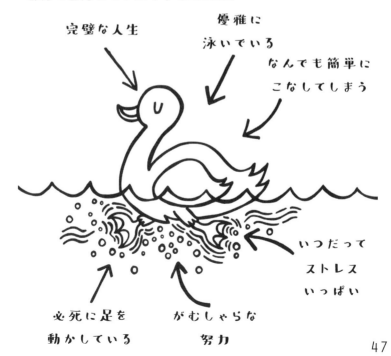

完璧な人生

優雅に泳いでいる

なんでも簡単にこなしてしまう

いつだってストレスいっぱい

必死に足を動かしている

がむしゃらな努力

想像上の観客

　学校だけじゃなくて、いろいろな場面で自意識過剰になってしまうことがある。自分が欠点だと思っている外見や性格に、他の人も気づいているのではないかという考えで頭がいっぱいになるんだ。

　みんながきみに注目して、注意を払っていると感じても、実際はみんな自分のことだけで手いっぱいで、きみのことなんて見ていなかったりするから大丈夫。きみのおでこにニキビができていたり、ズボンに歯磨き粉がついていたり靴下がちぐはぐだとしても、誰も気づいていなかったりする。周囲からどう思われているか気になるのは普通のことだけど、がんじがらめになるほど意識しないようにしよう。

　人は、誰かの悪い面よりも、良い面に気づきやすいものだ。周囲の人だって、きみの良い面を見ているはずだよ。

みんなからどう
思われているか心配な、
きみが想像すること

みんなが実際に
思っていること

お昼ごはん、
何にしようかな

あの上着、
似合って
ないなあ

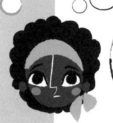

今日、ニキビ
多くない？

あと2ヶ月
ちょっとで
誕生日だ

髪がベタベタ
じゃん

もしゴリラを
飼ったら、
チャールズって
名前にするんだ

やってみて

　自信と自尊心を高めて、生きづらさがなくなり、"生きやすくなる" ４つの方法を教えるよ。

1. 人と比べない

　宿題なら友だちに写させてもらえるけど、人生は友だちを真似してもうまくいかないものだ。みんな違っているからこそ、きみの経験や達成は、きみだけの特別なものなんだ（だからといって、宿題を写しちゃダメだよ！　先生に叱られたら、自尊心が傷つくだろう？）。

2. 小さなゴールを作る

　ケーキを焼いたり、部屋を片付けたり。そんな毎日達成できる小さなゴールを作ろう。これらのゴールは、きみが本来持っている力を思い出させて、自信を高める手助けをしてくれるんだ。しか

も脳からの「ごほうび」まで用意されている。何かを達成すると、報酬経路というシステムが働いて、ドーパミンと呼ばれる快楽物質が脳内に放出される。すると、たちまち気分が良くなるんだ。

3. 自分をほめる

良いことをしたら、自分をほめよう。人は、先のことを気にかけるあまり、自分が達成したことを軽んじて、前に進もうとしてしまう。でもちゃんと立ち止まって「自分はよくやった」と言ってやるべきなんだ。

4. 自分のミスを許す

新しい挑戦には、ミスや勘違いがつきもの。でもそれは悪いことではない。自分の間違いを許すことも、学びの一部だ。最初からうまくいかなくても、きみがそれに向いていないという訳でもない。失敗は成功に向かう第一歩なんだ。

ジェンダー・アイデンティティ

　性別との向き合い方も、自意識に大きく影響する。妊婦さんはエコー検査を行うことで、出生前から赤ちゃんの性別を確認することができる。男の子か、女の子か、もしくはその両方の性質を持った「インターセックス」かが分かるんだ（「インター」はラテン語で「間」「相互」を意味する）。

　　インターセックスとは、例えばペニスと卵巣を同時に持つなど、両性の生殖器を有している状態をさす。

　性別を表す英語には「セックス」と「ジェンダー」がある。「セックス」とは生まれついたからだの性別をさすけれど、「ジェンダー」はもう少し複雑だ。社会的、心理的な性別のことで、その人が考えるその人らしさや、周囲が考えるその人らしさと結びついている。私たちは、ごく幼い頃から、自分

のジェンダーにどんな期待が寄せられたり、役割を与えられているかを感じ始めるんだ。

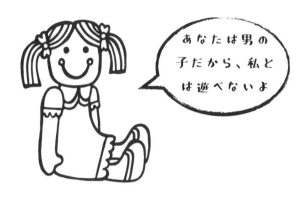

　ジェンダーにどのような期待が寄せられ、どんな役割が与えられるかは、属している社会によって異なる。その期待や役割に応えられず、重荷に感じることもある。「男性ならばこうあるべきだ」「女性ならばこうあるべきだ」というイメージの押しつけは、メディアの中にも、身近な世界にもあふれている。それに当てはまらない人にとっては、そうした期待は重すぎるものだ。

性別違和

　自身のジェンダー・アイデンティティ（「こころの性」とも言われている）が、生まれたときに割り当てられた性（からだの性）と一致しないと感じる人もいる。例えば、出生時の性別が男性でも、自分が男性であることを受け入れられないような状態の人は、「トランス」や「トランスジェンダー」とも呼ばれるんだ。

　一方で、ジェンダー・アイデンティティと身体的な性別が一致、つまり、こころとからだの性が一致している状態は「シス」や「シスジェンダー」という。またジェンダーが男性でも女性でもない人を「ジェンダー・クィア」と言うんだ。その中には、ジェンダーがひとつに固定されておらず流動的に変わる「ジェンダー・フルイド」などがある。

　身体的特徴をジェンダー・アイデンティティに少しでも合わせるために、ホルモン療法や手術を受けて性別を転換する人もいる。

セクシュアリティ

　思春期を迎える頃になると、多くの人が誰かに恋心や性的な感情を抱く。異性、同性、もしくはその両方と、人によって対象は異なる。一方で、誰に対しても恋愛感情も性的な欲求も持たないこともあるかもしれない。

　でも、そのどれもが普通のことなんだ。どの性に引きつけられるかという自分の「セクシャル・アイデンティティ」あるいは「セクシャリティ」を把握するのは時間がかかるものだし、歳を重ねるにつれて変化していく可能性だってある（性と恋愛については8章で詳しく説明するよ）。

ゆっくり成長していこう

　自分を知るのは時間がかかるものだ。ある朝突然、自分のアイデンティティを完全に理解できてしまうことなどあり得ない。大人だって、自分が何者であるか探っている途中なんだ。一人前に自立しているように見えるけれど、自分はまだ子どものままだって感じている大人も多いんだよ……。

第 **4** 章
鏡 を の ぞ く と

「普通」なんてない

自分のからだを好きになるのって結構難しい。いろいろな場面や媒体で、幸せな人生を送るには完璧なスタイルや顔が必要ってすり込まれているからね。

人のからだって、形もサイズも本当に多様なものなんだ。街に出て周りを見回してみればすぐに分かるはず。でもそれは、誰かと自分を比べようってことではない。いろいろな体型の人間を見ていると、全く同じ人間なんていなくて、容姿には正解なんてないことが実感できるんだ。

傷あと、体毛、皮下脂肪、シワがあるのは当たり前。左右対称じゃなかったり、どこかがゆがんでいたり、欠けていたり、余分だったり、大きかったり、小さかったり、たるんでいたり、出っ張っていたりするものなんだ。でも、それでいいんだよ。

ボディ・イメージ

　人が、自分のからだに持つ思いを「ボディ・イメージ」という。なかには自分のからだを素晴らしいと思っている人もいるけれど、ポジティブなボディ・イメージを持てる人はほとんどいない。思春期はとくにそうだ。自分のからだに対してなにかネガティブな考えを持つのは普通のこと。そんな考えが強すぎるときには、この章を読んでほしい。きっとボディ・イメージを向上させる方法が見つかるはずだ。

容姿への自信を失うと、自分が怪物みたいな気がする。

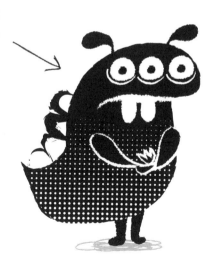

成長と変化

　人は一生をかけて成長するけれど、思春期の成長は著しい。背丈が伸びて、からだ全体が大きくなり、幼さが薄れて、大人びた外見に変化する。自分はもう子どもじゃないと思っていても、めまぐるしい変化になかなかなじめず、落ち着かない気持ちになったりもする。なかにはもっと背が高くて、大人っぽくなりたいのに、思ったよりも成長できていないと感じる人もいるかもしれない。逆に、子どものままでずっといたいと願って、思春期が始まることを受け入れたくない人もいるだろう。どちらも自然な考え方なんだ。

　成長するタイミングも、スピードも人によって違う。自分が自分でないような気がしたり、からだの変化についていけない時期もあるかもしれないけれど、それは多くの人が経験することだ。時間をかけて自分の新しい姿を理解していけば、そのうち受け入れられるようになるはずだ。

最初は受け入れがたい気もするけれ
ど、少しずつ慣れてくるものだよ。
　　歴史を振り返ると、時代や場所
によって美の基準が全く違ってい
ることがよく分かる。
　　例えば……

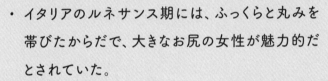

・イタリアのルネサンス期には、ふっくらと丸みを
　帯びたからだで、大きなお尻の女性が魅力的だ
　とされていた。
・国王ルイ16世が統治していた18世紀のフラン
　スでは、おしゃれな男性の条件は、複雑な髪型、
　濃い化粧、ヒールのある靴、豪華な服だった。
・インドなどの国では長い間、太っているのが良
　いことだとされてきた。たくさん食べ物を買える
　ほどお金持ちだと考えられたらしい。
・1920年代のアメリカでは、お尻が小さく、胸が
　平らでスラっとした体型が女性の理想とされて
　いた。

優しい言葉

　自分のからだについて話すときには、言葉づかいに注意しよう。そこで選んだ言葉が、自分のからだに対する感じ方を作りあげてしまうんだ。口に出すときでも、頭の中でつぶやくときでも、優しい言葉で自分のからだを表現すること。もしネガティブな言葉が浮かんでくるようなら、次のように対処してみてほしい。

周囲に流されない

　誰かが自分自身のからだについてグチを言っていても、それに同調してきみ自身のからだをけなさなくたっていいんだ。話題が変わるのをじっと待って、相手や他の誰かの良いところを話したりしよう。

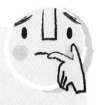

ほめ言葉で応戦しよう

　頭の中でつい自分を否定しまったら、自分へのほめ言葉で応戦しよう。もうひとりの自分と言い合いをして、優しい方に勝たせる感じだ。ネガティブな言葉が聞こえてきたときには、優しい言葉を返すんだ。

大人の皆さん、気をつけて！

　目の前で、大人が自分のからだについて否定的な発言をしていたら、その態度は改めてとお願いしよう。きみのボディ・イメージは周囲の影響を簡単に受けてしまう。周りの大人が「太っている」「ブサイクだ」「もうオバサンだ」「オジサンだ」「背が低い」「髪が薄い」なんて自分たちを卑下し続ければ、そんな言葉がきみの脳にも染みついてしまうからね。

食とボディ・イメージ

　自分のからだを大切にするためには、ちゃんとした食生活が欠かせない。私たちは、食べ物からエネルギーをもらって、行動したり、からだの健康を維持しているんだ。

　食は喜びとつながっていることも多い。誕生日パーティや友だちとのランチなど、時代や文化を問わず、一緒に食事をしたり食べ物を分け合うことは信頼、祝福、歓迎の証しなのだ。

　不健康なボディ・イメージは、食に関する問題を引き起こし「摂食障害」に発展する危険だってある。これは、食べる量や種類などにこだわりすぎてしまうこころの病だ。

摂食障害については、
12章で詳しく説明しているよ。

62

何を食べ、どう感じるか

　健康的な食生活を送りたいなら、お腹がすいたときに、次のように多種多様な食材を食べるようにしよう。

・炭水化物 … お米、穀物、うどん、そば、パスタ、
　じゃがいもなど
・タンパク質 … 肉、魚、大豆製品、チーズ
・様々な色の果物や野菜
・乳製品 … 牛乳、ヨーグルト、チーズ

　きっと、こんなアドバイスは耳にタコができるほど聞いているはず。でも大切なのは、何を食べるかだけではないんだ。食べているときのこころの状態もとても重要。完璧なバランスの食事をとっていても、気持ちがしっくりしなかったり、罪悪感を覚えているようでは、健康とは言えないんだよ。
　きみは大切な存在だ。気分良く、いろいろな種類の食べ物を摂ろう。

「ダイエット」ってどういう意味?

　英語の「diet（ダイエット）」とは「生活の中で食べる全てのもの」を意味する。だから健康に問題を抱えたときに医師から勧められる、病気を治すための食事もここに含まれるんだ。

　でも、この「ダイエット」って言葉は、別の意味で使われることが多いよね。「私、ダイエットする」という宣言は、体重を減らすために、食べる量を制限することを意味する場合がほとんど。肥満だと診断されて、健康のために減量が必要なら、医師からのアドバイスに従うべきだ。

　でも、肥満でない状態で減量しようとすれば、心身が深刻な悪影響を受けることもある。

食生活やダイエットがどんな悪影響を与えるか、少しだけ紹介しよう。

・ 特定のものを食べないダイエットは、健康維持に欠かせない栄養素を取り損なう危険がある。成長・発達する思春期はとくに、脳とからだのためにも多種多様な食べ物を摂取しなければならない。

・ 「バルクアップ」など、体重を増やしたり、筋肉をつけてからだを大きくしようとする行為が健康的でない場合もある。タンパク質のみの食事、プロテイン飲料だけの摂取など、バランスを欠いた不健康な食生活を送る人もいるけれど、これは将来的に問題を生む恐れがあるんだ。

- 誰かが減量の話題ばかり口にしていると、周囲の人も「私もダイエットしなくちゃ」と思い込むようになる。医師から減量をするように指示されたなら、話は別。でも、他の人がそれを聞いてどう感じるか気を配ることも必要だ。食に問題を抱えている人が、周囲のダイエットの話を耳にして落ち込む場合だってあるんだ。

- ダイエットをすることによって、機嫌や気分の良し悪しを左右することが多い。十分に食べていないとイライラするし、頭もぼーっとしてしまう。

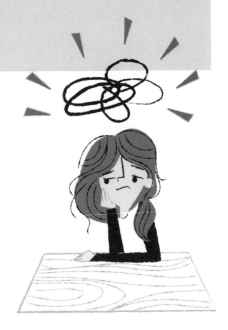

からだを動かそう

　ポジティブなボディ・イメージを保つためには、健全な食生活を送るだけでなく、運動も大切。自分が気持ちいいと思う方法でからだを動かして、健康を維持しよう。

　プロのサッカー選手を目指したり、長距離マラソンに挑戦しなくてもいいんだよ。自分が好きな運動を通して、筋肉を動かし血行を良くする程度でいいんだ。誰かとスポーツを楽しみたいなら、サッカーやフットサル、バスケ、バドミントン、卓球、ダンスなどはどう？　ひとりで楽しみたい人はサイクリングやウォーキングを、リラックスしたい人は水泳やヨガを選ぶといいだろう。

こころとからだの両方を整える

　ヨガなどの運動は、心身の両方に作用する。

　精神的にとても良いんだ。

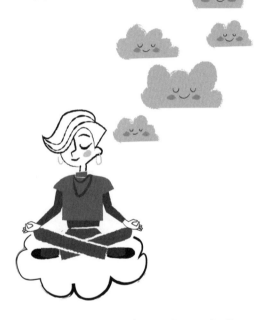

　どんな運動でも、少しやっただけですぐに気分が向上する。これはエンドルフィンが分泌されるためだ（22 ページ参照）。さらに長期間続けると、自分の見た目のことよりも、からだが運動できることに感謝するようになっていく。ボディ・イメージも向上するんだ。

SNS(ソーシャルメディア)

　健全なボディ・イメージを抱こうとするとき、じゃまをしてくるものがある。それは、きみのポケットに入る手のひらサイズの機械で、いろいろな人といつでもつながれて、写真もたくさんチェックできる。そう、スマホとSNSアプリだ。これを開くたびに、つい自分と他人を比べてしまう人が多いのでは？

　こころの健康を守りながら、SNSと上手に付き合っていく方法は8章で詳しく取り上げているよ。

　自分を守るためにも、SNSを休む時間を作ること。全部の写真をチェックしたり、「いいね!」する必要はない。スマホに四六時中はりついたりせずに、オフラインのリアルな時間を楽しむほうがこころにもからだにもいい。

メディア

　こんなからだになりなさい。そんなふうに美しさを押しつけてくるのは、SNS だけじゃない。映画、ウェブサイト、ブログ、雑誌、広告、テレビ番組もそうだ。

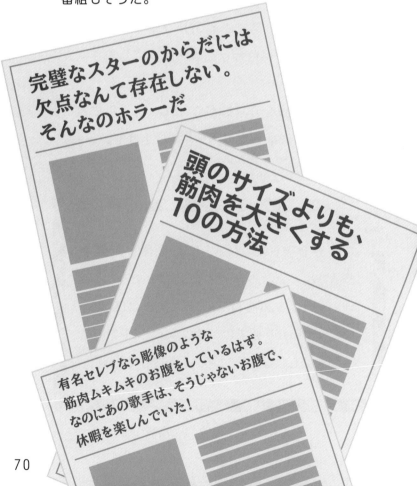

完璧なスターのからだには
欠点なんて存在しない。
そんなのホラーだ

頭のサイズよりも、
筋肉を大きくする
10の方法

有名セレブなら彫像のような
筋肉ムキムキのお腹をしているはず。
なのにあの歌手は、そうじゃないお腹で、
休暇を楽しんでいた！

テレビや映画に登場するモデルや俳優のほとんどがスラリとしていたり、筋肉ムキムキ。それが「普通」だとされている。でも、彼らは仕事だから仕方がない。

　モデルや俳優などセレブの多くが、実際は全く違った姿をしている。撮影中には、フルメイクが施され、美しく見せるためのライトが当たっていたりするからね。デジタル写真を加工することだってある。背を高く見せたり、細くしたり、筋肉を増やしたり、よりカッコよくしたりと修整されることもあるんだ。

　映画で「みなさんも、こうなりましょう！」なんて呼びかけられはしないけど、どの登場人物も完璧な姿をしているから、それが普通に見えてしまう。でも実際は、そうじゃない。こういった状況に、私たちはどう対処すればいいんだろう？

メディアを疑う

　メディアを疑おう。何かの広告に、かっこよくて腹筋が6つに割れたシックスパックで、美しい人が登場していても、それをうのみにしないこと。何時間もかけてメイクをし、からだを作り込んで、危険なダイエットをしているかもしれない。整形手術の可能性だってあるかもしれないと考えてみよう。

　何かを売ろうとしている人たちは、「そのままのきみでも素敵だ」とは言わないものだよ。彼らは、きみ自身が問題を抱えていると思わせて、自分たちの製品ならそれを解決できますって言っているんだ。もちろん、利益を得るためにね。

ねえ、買って!

きみも広告の俳優と同じようになれるよ。あ、でも、ムキムキの腹筋は単なる合成だし、俳優さんだってこの製品をおそらく使ってないだろうけどね。

72

友だちと協力しよう

　ポジティブなボディ・イメージを作り上げるには、時間がかかる。社会のいたるところで「そんなからだではダメだ」というメッセージを浴びせられるからね。そんな無用のメッセージには断固立ち向かっていきたい。

　そして、立ち向かう仲間がいればこころ強い。ボディ・イメージに苦しんでいたり、ありのままの自分でい続けたいと望む友だちがいたら、自分たちのからだを批判しないと約束し合うんだ。そしてお互いをほめ合ったら、その言葉を素直に受け取って、否定しないようにすること。

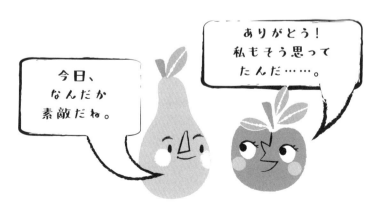

「僕には価値がある」「私のからだは美しくて素晴らしい」なんて自分にはなかなか言えないし、気恥ずかしい。実際になんと言えばいいかも分からない。そんな人は、これから紹介する言葉を自分にかけてみてほしい。自分自身を肯定する宣言で「アファメーション」っていうものなんだ（ごめん、ちょっと気恥ずかしい言葉ばかりかもしれない……）。

> 私は見世物じゃない。
> 私は人間で、世界を見つめる側だ。

> 私は自分のからだを大切にして、愛している。

> 僕は大丈夫。全てが大丈夫。
> からだもこのままで大丈夫。

> 僕の価値と、からだの大きさや
> 形、顔はなんの関係もない。

からだに対する自信を高めるために、次のこと
をやってみてもいい。

・ 自分のからだの好きな部分をリストアップする。
・ これまでやったことのないような運動にチャレ
　 ンジする。バドミントンやベリーダンス、ピエ
　 ロになりきるワークショップに参加するのもい
　 いかもね。
・ 誰かとハグする。スキンシップは大切で、脳
　 内で快楽物質が分泌されるんだ。
・ からだに合った、肌触りが良くてリラックスで
　 きる服を着る。
・ 外で過ごす。
・ 疲れたら休む。ソファに横になって読書する
　 のは、ランニングと同じくらい、からだに良
　 いことなんだ。

「自分のからだの
好きな部分を
リストアップする」

　これがすごく難しく感じられる人もいるかもしれ
ない。自分自身をほめることができないなら、次
のように小さな部分から始めてみてほしい。

私の目って、素敵な色を
しているな。私の足って、
歩けるからすごいよね。

　良い面を全く考えようとしないよりも、くだらな
いほど小さなことでもほめた方がいいんだ。

ボディ・イメージが悪く、自分の容姿が欠点だらけだという考えが頭から離れない場合は、誰かに相談してみよう。まずは、先生や学校のカウンセラー、親など、きみの話を真剣に聞いて、助けてくれそうな大人に頼るんだ。

　ボディ・イメージが極端に悪い場合は、より深刻な問題に発展することもある。詳しくは227ページから解説するよ。

第 **5** 章
友だち

友だちがいたから生き残った

　昔の人にとって、友だちは生きていく上で欠かせない存在だった。安全に暮らし、十分な食べ物を見つけるために、他の人と力を合わせなければならなかった。感情的なつながりがあったほうが、より強く団結でき、いろいろなことがうまく運ぶからだ。

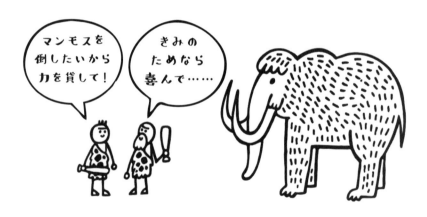

　現代では、友だちとの関係が生死に直接結びつくことはない。でも友だちから悪口を言われたり、仲間外れにされたら、とても悲しくて不安な気持

ちになるものだ。

　同時に、友だちは、きみの人生とこころの健康に
素晴らしい影響も与える。

友だちはなんのためにいるの?

　きみにとって、友だちとの関係はとても大切なも
のであるはず。良い友だちは、きみを助け、支え、
笑わせてくれる。間違った道に進みかけたら止め
て、すごいことをしたら共に喜んでくれる。

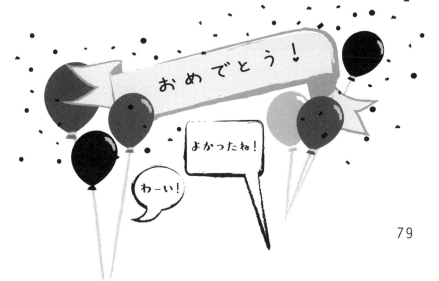

友情が与えてくれるもの……

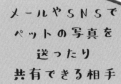

たくさんの
幸せな思い出

メールやSNSで
ペットの写真を
送ったり
共有できる相手

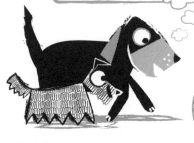

「自分は
ひとりじゃない」
と思えること

いっしょに
大笑いできる
仲間

健康
（親しい友人が
多い人ほど長生き
しやすいと科学的に
証明されている）

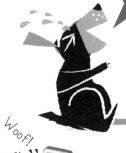

Woof!
Woof!
Woof!

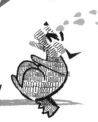

悩みを相談できる
相手

喜びを
分かち合える
相手

困難を共に乗り
越えてくれる相手

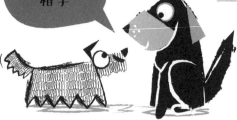

友だちは
何人くらい必要？

　友情は、量よりも質だ。親しい友だちなら、たとえほんの数人でも、きみがピンチなときには頼れる味方になってくれる。SNS 上だけの関係など、薄いつながりの友だちが大勢いるよりも、ずっとこころ強いはずだ。

　パーティやネット上であいさつするだけの知り合いが何百人いたって、深刻な悩みを打ち明けられる相手はそう多くはないだろう。

　みんなの人気者でいたいと思うときもあるかもしれない。でも交際範囲が広い人ほど、強く孤独を感じていることも多い。彼らには、本当にこころを許せる親しい人がいないからだ。

いろいろな友だち

　なんでも話せる友だちがいても、どんな友だちにも自分の全てを打ち明けられる訳じゃない。ただ誰かと面白い話題で盛り上がったり、一緒に趣味を楽しみたいだけのときだってある。いろいろなタイプの友だちが、きみの人生を豊かにしてくれるんだ。

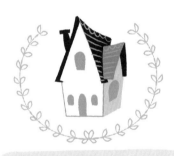

家の行事に来てくれる友だち

　家の行事では、年齢が近い子がいてくれると嬉しいもの。でも親戚や知り合いの子どもは、年に一度集まればいいほうだ。大人ばかりの場で、一緒にいてくれる友だちは貴重なんだ。

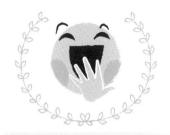

冗談を言い合える友だち

　誰かがきみの冗談やギャグに
ウケて、面白いやつだと認めて
くれたら、嬉しい気持ちになる
はずだ。同じ冗談で笑い合え
る関係って、秘密の仲間になっ
た気分がするものだよね。

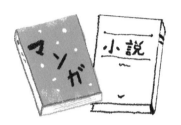

趣味仲間

　共通の趣味を持つ友だ
ちとは、情熱を分かち合
えるかもしれない。

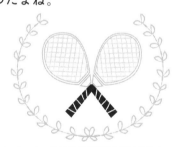

チームメイト

　勝利を目指して苦楽を共にした仲間とは、競技以
外で一緒に過ごしたことがなくても、強いきずなでつ
ながっているものだ。

一生の友だち？

　一生の親友だ！　そう思える相手と出会えたとしても、友情は変わるもの。みんな成長して、変わっていく。友情だってそうかもしれない。転校や進学、引っ越したり、新しく何かに没頭するようになったら、それまでの友だちと疎遠になることもある。でもそれはとても自然なこと。同じ友だちと一生一緒にいなくたっていいんだよ。

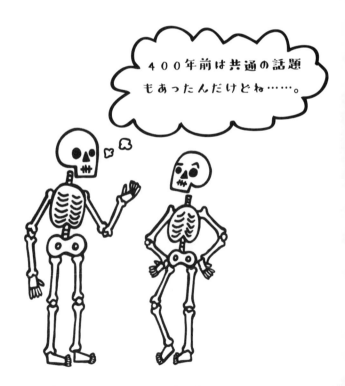

400年前は共通の話題もあったんだけどね……。

友だちの作り方

　新しい学校生活が始まったり、転校したり。新しい出会いを求めるとき、どうすれば友だちができるのだろう？

- どこかの団体に所属しよう。クラブや部活、音楽サークル、スポーツチームなどに入るんだ。出会いがあるだけじゃなくて、好きなことが同じ仲間が見つかる可能性が高い。

- 偏見を持たないこと。「私はこういう人間だから」と自分を決めつけたり、親しくなる前の相手を勝手に判断したりしないように。

- 目の前の人を知ろうとしよう。笑顔で気さくに話し、会話が続くように質問するんだ（でも詮索しすぎないように注意！）。

- あせらないこと。友情は簡単には深まらない。すぐに親友になれなくても、時間をかければもっと仲良くなれるかもしれない。最初に会った人を親友にしなくちゃいけない訳じゃないんだ。

有害な友だち

　友だちの中には、きみに悪い影響を与える人間も
いる。いいところもあるかもしれないけれど、き
みにとっては害を及ぼす存在で、「有害な友だち」
「毒になる友だち」などと呼ばれたりする。

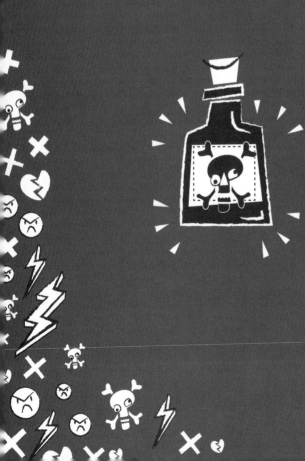

次のような特徴があてはまったら、その子は
「有害な友だち」かもしれない。

・きみの発言を否定ばかりする。
・きみがやることにケチばかりつけ、きみの過
　去の失敗談を何度も蒸し返す。
・一緒にいると、なぜか嫌な気分になる。
・きみの交友関係に口を出し、指図する。
・人の悪口ばかり言い、同調するように求める。
・きみがやりたくなかったり、面倒に巻き込まれ
　そうなことを強制する。
・きみが好きなこと、得意なことを悪く言い、
　見下す。

「有害な友だち」
とのつき合い方

　毒になるような人間とは、友だちにならないかもしれない。でも一緒にいる相手が「有害な友だち」だと感じられたら、自分を守るために行動しよう。

　可能なら、きみが相手の態度をどう感じているか伝えよう。相手が変わるかどうかは分からない。でも嫌だという思いを正直に打ち明けることは、きみの自信にもつながるはずだ。

　それが無理なようなら、相手との間に見えないバリアを張ってしまおう。プライベートなことや自分の秘密、大切にしていることや気持ちは伝えず、無理してまで相手と会わないようにするんだ。

グループ内での役割

　仲良しグループでは役割が決まっていくことが多く、周囲の期待通りの行動を取ってしまいがちだ。例えばお笑い担当になってしまったら、冗談ばかり言わなければいけない気分になる。落ち着いて会話を楽しみたくても、そう言い出せなかったり。

ありのままの
自分でいたい
ときだってある…

　本来の自分とかけ離れたキャラクターを演じたり、全く別人でい続けるのは、とても疲れ、ストレスだってたまる。良い友だちは、偽りのきみなんて求めない。リラックスして、本来の自分をさらけ出そう。

同調圧力

　友だちの影響は大きい。友だちを喜ばせたり、すごいと思われたいがために、面倒を起こしてしまうこともある。

　集団において強制されて、普段はしない行動に出てしまうことを「同調圧力」と呼ぶ。この力が働くことで、学校でトラブルを起こしたり、してはいけないことをしようとしたり、犯罪に手を出してしまうこともある。

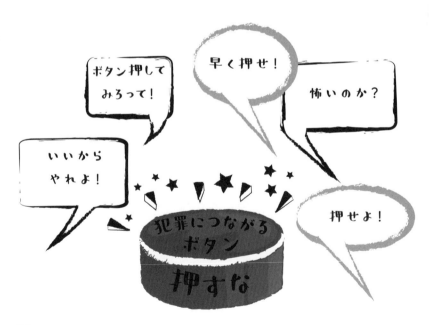

友情には同調圧力がつきもので、通過儀礼のように解釈されることもあるが、それは違う。どんなときでも「嫌だ」と断っていいんだ。きみには、正しいことと間違っていることの判断がつくはずだし、成長するにつれて、自分の行いがどんな結果を生むか考え、責任を取っていかなければならなくなる。同調圧力がもとで危険な立場に立たされたり、深刻なトラブルに巻き込まれることもある。面白おかしくやったことでも、パトカーや救急車が到着したときにはそんな気持ちも消えているだろう。

　友だちに反論するのは、簡単なことではない。からかわれ、仲間外れにされ、笑われてしまうかもと不安になる。でも自信を持っていれば、良識ある判断を下すことができるはずだ。きみが自分で決める気持ちを尊重してくれるのが、良い友だちなんだよ。

友情にも波がある

　言い合いになったり、気まずい空気になったり
と、厚い友情にも波はある。それは友だち関係に
おいて自然なこと。そんなことで友だちとの仲は
簡単に壊れたりはしない。友情を深める方法はい
くつもあるし、話し合ったり態度を改めれば問題
は解決できるものだよ。

・相手の立場に立って考えてみる。相手が怒っ
　ていたら、自分の行動を振り返ってみよう。同
　じ失敗をくり返さないためにはどうしたらいいか
　な?
・気持ちを察してほしいと思ってはいけない。嫌
　な気持ちになったら、口に出して伝えるんだ。
・自分の主張ばかりを押し通すのではなく、相手
　の意見もきちんと聞こう。例えば、仲良しの子
　と遊ぶとき、いつもきみが希望する映画を観て

いたり、きみが行きたい場所ばかりに出
かけているようなら、2回に1回は相手の
意見を尊重しよう。

・ 自分の気持ちを伝える。頼みたいことや、やっ
てほしくないことがあったら、相手に伝えるんだ。
きみが怖いと思ったり、間違っていると感じるこ
とを頼まれたときには「嫌だ」と言えばいいんだ。
それが元で、きみが悪い友だちだと思われるこ
となんてないんだから。

自分も大切にする

　他人の話をよく聞き、アドバイスするのがうまい
人には、多くの相談がもちかけられる。素晴らしい
ことだけど、みんなの悩みを抱えるのは荷が重い。
　誰だって、他人に対してだけでなく、自分自身の
不安な気持ちもケアしなければならない。他人の問
題を解決したり、改善することにまで責任を負わな
くたっていいんだよ。

イジメ

　誰だって意地悪をしてしまうことはある。でも長い期間にわたって、特定の相手に乱暴で残酷な行為をし続けるのはイジメだ。イジメを見つけるのは、簡単なことではない。殴ったり、乱暴するとおどしたり、ひどいあだ名をつけるなど、わかりやすいものばかりではなく、さりげないイジメも存在するからだ。

　例えば……
- 仲間はずれ。
- ウソやうわさを広める。
- バカにしたようにモノマネをする。
- その子が話すと、けいべつの表情を見せる。また否定的な反応ばかりする。
- つまずかせたり、押したり、廊下で通せんぼをしたりする。殴ることだけが身体的な攻撃ではない。

- ネットやSNS上でイジメたり、意地悪な内容の
  メッセージを送ったりする。これは「ネットいじ
  め」と呼ばれている。詳しくは8章で説明するよ。

イジメの悪影響

　イジメは、被害者のこころの健康
に深刻な悪影響を与えることもある。
　イジメによる悪影響は、次のような
状態が見られる。

- 集中力の低下。
- イジメがなくなっても、気持ちが沈んだまま。
- 食欲がなくなったり、逆に食べて気をまぎらわ
  せようとする。
- 引きこもり、人と会うことを嫌がる。
- 眠れなくなる。

イジメのターゲットはどう決まる？

イジメを受けたことがある人は、なぜ自分がターゲットになったのか、悩んだのではないかな？

自分に非があるからイジメられたと考える人もいるが、そんなことはない。いつだってイジメる側が悪いんだ。容姿やセクシャリティ（130ページを参照）、人種、宗教、成績の良し悪し、住んでいる所、親の収入……などを理由にイジメをする人間もいるけれど、これが本当の理由なんかではない。それがイジメの特徴だ。

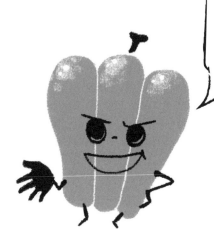

きみって、
僕たちと
ちがうよね。

＊本音：僕は様々な文化や多様性（ダイバーシティ）を受け入れられない。そして、不安な気持ちと、無知であることを隠すのに必死なんです。

不安や嫉妬心からイジメる人間もいれば、自分の感情を表現する方法が分からなくてイジメる人間もいる。ただ単純に残酷な行為を楽しんでいる人間だっているんだ。

イジメに立ち向かう

　まずは、信用できる大人に相談してみよう。現実的な解決策を一緒に考えてくれるはずだ。学校でイジメられているなら、スクールカウンセラーに話したり、手紙を書いたりしてみるといい。カウンセラーは、学校生活を楽しく安全に送るための対策を熟知しているからだ。たいていの学校には、若者のこころの健康について詳しい大人がいるものだ。

　学校以外の話しやすい大人に相談してもいい。家の人や親戚、友だちの親やコーチなど身近な大人に話せば、きっと力になってくれる。

文部科学省は「24時間子供SOSダイヤル」
0120-0-78310を整備している。いじめやその他の問題があったら、いつでも相談にのってくれるよ。

きみが誰かをイジメていたら……

　もし、きみが誰かをイジメているなら、すぐに
やめるんだ。今からでも遅くない。自分の行動が
どんな影響を与えるか真剣に考えて、家や学校な
どの信用できたり、話しやすい大人に勇気を出し
て打ち明けてほしい。もしかしたら、きみは自分
自身に不満を抱いているから、イジメているのか
もしれない。大人たちが解決策を見出し、力を貸
してくれるだろう。

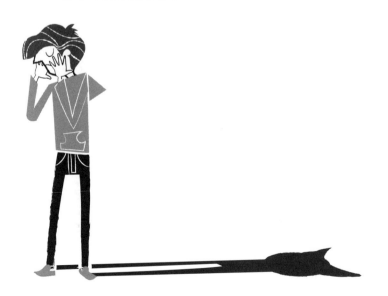

ひとりの時間

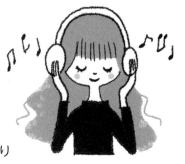

　人は、ひとりの時間が必要だ。いつもそばに誰かがいる訳ではない。自分ひとりでも大丈夫だと思えることが大切なんだ。ひとりでいることは、こころの健康にもとてもいいし、考えを深め、自分の興味のあることにも集中できるよ。

　ひとりきりの時間を楽しめない人もいるけれど、そういう人は、誰かがいないと不安で、なにをすればいいか分からないんだ。ひとりを楽しむには、少しだけ訓練が必要だ。

　ひとりだと落ち着かない人は、次のことを試してほしい。

・じっと座ったり、散歩をしながらボーッとする。他の人といるときには浮かんでこないような面白いアイデアが浮かんでくるかもしれない。
・好きな音楽に聴き入る。座ったり、寝転がったり

して、湧き上がってきた感覚に浸るんだ。感情
をそのままにして、時間をかけて味わおう。
・紙やノートに落書きをする。何かを書こうとせ
ずに、ただ手を動かすんだ。

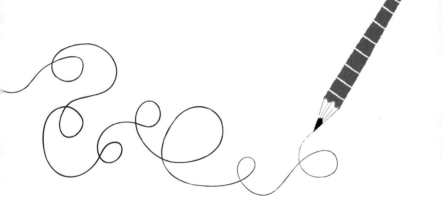

試してみて

友だち関係で悩んでいるなら、誰かの力になろう。力になることで、きみの気分だって良くなるはずだ。

困っていたり、困難に直面している他の人を手助けしたからと言って、きみの問題は解決しない……でも、自分には他者を助ける力があると分かれば、自信が高まるし、自分の価値を自覚することができる。次のことを試してみよう。

友だちと一緒にお金を貯めて寄付する。

悩んでいる友だちの話をじっくり聞く。

兄弟や友だちの宿題を手伝う。

第 6 章
家族

いろいろな家族がある

　家族とは、一生を通じて、人のこころの健康に大きな影響を与え続ける存在だ。友だちと話しているとき、あるいは、実際に家に遊びに行ったときに、それぞれの家族のあり方や構成、雰囲気が自分の家とは違うことに気づいた経験があるだろう。家族の形は、家によって全く異なるもの。暮らし方、関わり方など千差万別なんだ。

　教え導き、愛し、力になりながら、立派な大人になるように子どもを育てていく。そんなふうに家族は良い影響を与え合うものだけど、誰もがそんな家族に恵まれている訳じゃない。温かい家庭でも、いつも居心地の良さが感じられるとも限らない。成長するにつれて、家族との時間が、ときどき苦痛になっていくこともある。でもそれは当たり前のことなんだ。

この章では、家族と良い関係を保ち、家庭内での複雑で難しい問題に対処する方法について取り上げたい。

　これから見ていく出来事は、今まさにきみの身に起こっていることかもしれない。これから経験するかもしれないし、しないかもしれない。いずれにせよ知識があれば、何かあったときに先のことが予測できるし、家族の問題に悩んでいる人に共感してあげられるようになるはずだよ。

いろいろな家族の形

子どもがいない　　里子を
　　　　　　　　預かっている

たくさん子どもがいる

お父さんが　養子を迎えた
2人　　ひとり親　　ふたり
　　　　　　　　　　　親

再婚者同士
　　　　連れ子同士の再婚

お母さんが2人　異母きょうだい

異父きょうだい

広い庭付き　　小さくて、
の大きな家　　狭いアパート

家族に障がい者がいる

家族が
死んでしまった

家族が病気で、
看護や介護を
している

家族が別々の国で暮らしている

拡大
家族　　それぞれ違った
　　　　宗教を信仰している

ペットをたくさん
飼っている　　父親が働かず
　　　　　　　専業主夫

仲良し家族

ギクシャク　　異なる言語
した家族　　　を話す

お金持ち　　お金に困っている

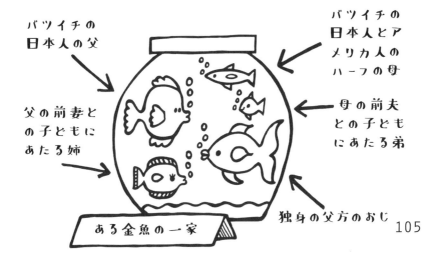

バツイチの
日本人の父

バツイチの
日本人とア
メリカ人の
ハーフの母

父の前妻と
の子どもに
あたる姉

母の前夫
との子ども
にあたる弟

ある金魚の一家

独身の父方のおじ

怒り

　家族に対して腹を立てる若者は多い（もちろん、大人にも多い）。家族にイライラをぶつけたり、不機嫌になって難癖をつけたりする。家でキレて、友だちや同級生に対しては言わないような暴言を口にしたりもする。でも彼らも内心では、家族がそんな行為を許してくれて、変わらずに自分を愛してくれると分かっている。たしかにそうかもしれないけれど、怒鳴り合い、ドアを乱暴に閉め、ムスッと黙り込むことは、こころの健康にもよくない。もっと健全に対処できるはずだ。

　怒りは、ネガティブなだけの感情ではないんだ。自分にとって「正しい」ことを見極めたり、考えや意見を組み立てる上で役に立つ。怒ったっていい。でも、だからと言って家族の誰かを傷つけたり、イジメたりしてはダメだよ。27 ページで、怒りについて科学的に説明している。

思春期にはからだをめぐるホルモンが増加するため、感情が高まりやすくなる。

また、様々な感情が、最後には怒りへと変化してしまう。でもそれは10代にとっては当たり前のこと。みんな経験するものなんだ。

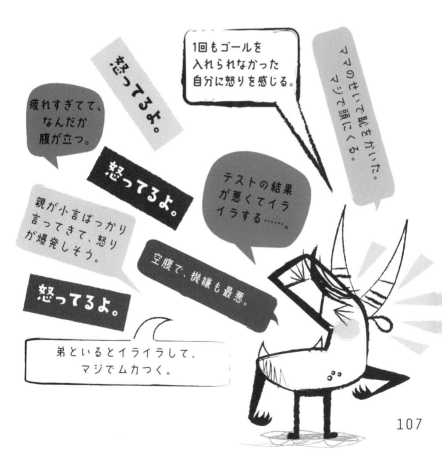

1回もゴールを入れられなかった自分に怒りを感じる。

怒ってるよ。

疲れすぎてて、なんだか腹が立つ。

ママのせいで恥をかいた。マジで頭にくる。

怒ってるよ。

テストの結果が悪くてイライラする……。

親が小言ばっかり言ってきて、怒りが爆発しそう。

空腹で、機嫌も最悪。

怒ってるよ。

弟といるとイライラして、マジでムカつく。

107

気持ちを落ち着けよう

　ひどく腹を立てると気分が興奮して、勉強に集中できず、リラックスすることも、眠ることもできなくなる。強い怒りを感じたら、それが爆発する前に次のことを試してみよう。

・何度か深呼吸をくり返す。余裕があったら、熱くなった怒りをしずめ、気持ちを落ち着けて、怒りの原因について冷静に考えよう。

　　　　　　3
　　　2
1　　ゆっくり息を
　　吸いながら3
　　つ数えて……

　　　　　　　　　　　　1
　　　　　　　　　　2
　　　　　　　　　　　　　3
　　　　……また
　　　　3つ数えながら、
　　　　ゆっくりと息を吐こう。

・腹が立ったときには、気持ちが静まる音楽やオーディオブックを聴く。ピアノ音楽や映画のサウンドトラック、自分が好きな曲、幼い頃に読んだ

本の朗読など、きみは何を選ぶだろう。

・ 言い争いが白熱しそうになったら、相手の視点に立ってみて、どう収めればいいか考えてみる。自分の言いたいことを主張しながらも、言い争いではなく、話し合いとしての着地点が見つけられるはずだ。

・ 自分がどんなことに怒っているのか、ノートに書き出してみる。気分が落ち着いたときに読み返して、自分がどう感じているか確認しよう。

冷静になると、怒りの下に隠れていた別の気持ちに気がつくことがある。何かを怖がったり、恐れていたり、あるいはお腹がすいていたり疲れていただけかもしれない。隠れた気持ちを見つけられれば、気分も回復しやすくなる。

怒りのパワーを利用する

　怒りのパワーを効果的に使って、建設的に行動することだって出来るんだよ。

・ 散歩やランニングに出かける。新鮮な空気の下で軽くからだを動かせば気分転換になり、考えを整理することが出来る。

・ 大声で歌ったり、激しく踊ってみる。血液を循環させて、深く息をして、怒りを振り払ってしまうんだ。（家族が寝た後や、テレビを見たりしている間に、ヘッドフォンをつけて踊りまくるといいかも……）

・ 長期的に取り組めることを始める。日記を書いて感情を表現したり、怒りが込み上げてきたときに紙で何かを作ってみたり。ひとつのことに集中すれば、怒りの気持ちから解放される。何かを作り出せば、達成感を味わえる。

・ 誰かとの間に橋をかける。きょうだいとケンカしたときには、あえて時間をかけて会話を楽しんだり、一緒に遊んだりしよう。親に腹が立った

ときには、あえて夕飯の用意を手伝ったりしよう。お互いを尊重し合って、相手との間に橋をかければ、同じ側に立つことが出来る。長い目でみれば、両者にとって良いことであるはずだ。

・ 同性愛者への差別、社会福祉のあり方、気候変動といった政治的な問題に対して怒りを抱いているなら、怒りのパワーを利用して行動に出よう。地元の政治家に意見を送ったり、ネットで調べたり、友だちに話して問題を広めて解決に導くことなどが出来るはずだ。

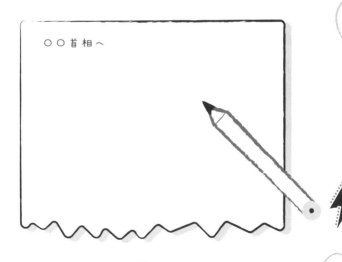

○○首相へ

自立

　成長するにつれて、自立心が芽生えてくる。家族と別行動をとったり、自分の責任で何かをしたり、ひとりで、あるいは友だちと出かけたくなるものだ。でもこれは、家族と衝突しやすい問題でもある。きみがひとりで大丈夫だと思っても、家族が許してくれないこともあるからだ。ひとりで遊びや買い物に行ってはいけないと言われれば、子ども扱いされているような気にもなるし、自己評価にも影響があるかもしれない。

　でもきみの安全を守ることが保護者の務めだ。自立のタイミングについて、慎重になるのだろう。家族の考え方は、家によって違う。友だちが学校行事の後の打ち上げやパーティーに行けるからといって、きみの家も同じという訳にはいかないんだよ。

きみが安全に過ごせるように、保護者は常識的な判断をくだしてくれているはず。その判断を信用するんだ。大人はきみよりも人生経験が豊富で、物事の良し悪しも分かっている。そんな彼らと意見を一致させるためには、協力して考えていく必要があるだろう。なによりきみは、自分の力で物事を成し遂げたり解決する力があることを証明しなければならないんだ。

　より自立するために、次のようなことをやっていこう。

- 家の買い物を率先して手伝う。
- ひとりで、あるいは友だちと通学する日を設けてみる。
- 自立しようとする態度を見せるために、積極的に家事を手伝う。
- 学校などでリーダー役を買ってでる。生徒会長、部長、委員長、チームキャプテン、学級委員、下級生のサポート役など。

離婚

　きみが直面する問題は、自分の怒りの感情や、家族との対立だけではない。親や保護者同士の別れ、離婚問題もある。怒りやイライラした気持ちを互いにぶつけ合った末に、相手との別れを選ぶ大人は多く、イギリスやヨーロッパ各国の離婚率は4割ほどだ。

　両親や保護者の別れは、きみにも大きな影響を与えるだろう。いろいろなことが変化し、複雑でやるせない気持ちを抱えたりもするかもしれない。

なんで人は別れるの?

　最初は幸せいっぱいの関係でも、同じ状態がずっと続く訳ではないんだ。時とともに人は変わり、相手への愛や感じ方、求めるものや関係性、環境も変化する。

　また相手に暴力を振るったり、ドラッグやアルコールに依存してしまう場合もある。このような問題は、人生を困難なものにし、危機に陥れる。

　背景がなんであれ、大人は自分たちと家族の心身

を守るために別れを選んだんだ。つらい経験でも、長い目でみると家族にとって最善の選択である場合が多いんだよ。

離婚で「別れる」って、どういうこと?

別れの形はそれぞれ少しずつ違うけれど、多くの場合、共有財産を清算し、それぞれの子どもと過ごす時間を決めるなどの法的プロセスを経る。離婚とは、婚姻関係の正式な終了を意味する。

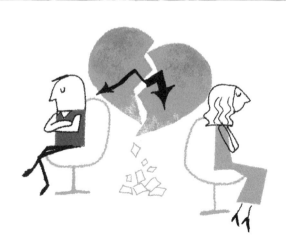

変化

　離婚などの別れがあると、子どもは以下のような変化を体験することがある。

- 引っ越し。
- 転校。
- 両方の親と別々に交流するため、2つの場所で暮らすような状態になる。
- どちらかの親とあまり会えなくなる。
- 新しい家族と暮らし始める。新しいお父さん・お母さん、血のつながらないきょうだい、異父・異母きょうだいなど。
- 互いを嫌い合っている両親との板ばさみ。
- 一緒に出かける機会がなくなるなど、家族の行事がなくなる。

　変化に慣れるには時間がかかるだろうし、しばらくは落ち着かない日々を過ごすかもしれない。

親の離婚がつらいなら、親以外の大人に相談し
てみよう。悩んで、イライラしているお父さんと
お母さんには、直接話したくないかもしれない。
そういうときは、きょうだいやおじいちゃん、お
ばあちゃんなど、同じく離婚の影響を受ける他の
家族に話せばいい。友だちに話すことで気持ちが
ラクになるかもしれないし、学校の先生やカウン
セラーを頼ることだってできる。誰にも話したく
ないなら、無理に話そうとしなくてもいいんだよ。

　どんなことが起こって、どんな気持ちになろう
とも、それは決してきみのせいなんかじゃない。
全ては、時間とともに落ち着いていくものだ。し
ばらくすれば、大きな変化もだんだんと受け入れ
られるようになるはずだよ。

家族の死

　家族の死ほどつらいものはない。親しい人が亡くなってしまったときには、次のような行為で自分をなぐさめてほしい。

- つらい気持ちでいることを受け入れる。悲しみを押し殺したり、止めたりすることは、結局は癒しや助けにはならないんだ。
- 起こったことをじっくりと考え、消化していく。すぐに気が楽になることはない。時間をかけて、痛みは和らいでいくものだ。
- 亡くなった人について話し、写真を見ながら楽しかったときのことを思い出す。

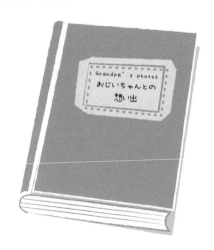

周りの大人が動揺している姿を見ると、とても悲しく、恐ろしいほどの不安を感じるものだ。でもきみが、彼らの気持ちを回復させようとする必要はない。きみの責任や役割ではないからだ。大人だって悲しみと向き合う時間が必要だ。きみは、みんなと話し合い、しっかりと食べて、寝て、新鮮な空気を吸って、気持ちを落ち着けようとしていればいいんだよ。

　誰かの死をどう感じるかに、正解も不正解もない。悲しい気持ちが湧いてこず、ぼんやりしてしまっても大丈夫。逆に、とても落ち込んだり、強い怒りを感じたって大丈夫。誰かが亡くなったときの感じ方、対処の仕方は、人によって少しずつ違うものなんだ。

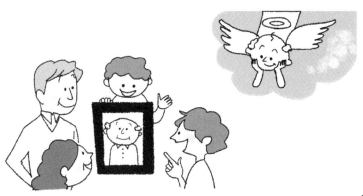

障がい

　障がいを抱えて生きることや、障がい者を支えることは、きみのこころにも影響を与える。

「障がい」とは意味合いの広い言葉で、個人の生活、行動や動作、感じ方を制限するあらゆる状態を指す。人はからだ、脳、こころの機能に障がいを持つことがある。

　必ずとは言えないけれど、障がいとともに生きることで、人一倍の困難を感じ、その過程で自信や自尊心を傷つけられる場合もある。障がい者との暮らしに家族が難しさを覚え、影響を受けることもある。

　いずれの場合も、そのことに落ち込むときがあっても大丈夫。もちろん、全く落ち込まなくてもかまわない。

障がいにもいろいろな種類がある。個人の生活にほとんど影響を及ぼさないものもあれば、あらゆる面で制約を与えるものもある。先天性のものもあれば、後天性のものもある。

　車椅子に乗っていたり、盲導犬を連れていたら、その障がいに周囲も気づけるけれど、こころの問題や学習障害など、他人からは分かりにくい症状も多い。

　そして、障がいがあるからとイジメられたり、不利な立場に立たされたり、ひどい扱いを受けることがあってはならないんだ。

法律

　多くの国で、障がいを理由とする差別を法律で禁止している。入学や雇用などで差別的な扱いがされてはならないのだ。

「障がい」という言葉の傘の下には、日常生活にそうとうの制限を受ける様々な状態や病気、症状が入っているんだ。

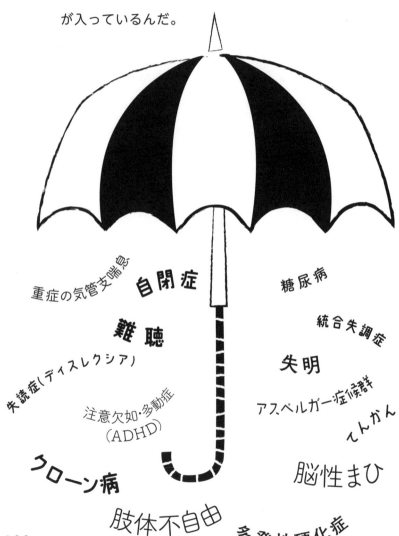

重症の気管支喘息

自閉症

糖尿病

難聴

統合失調症

失読症（ディスレクシア）

失明

注意欠如・多動症
（ADHD）

アスペルガー症候群

てんかん

クローン病

脳性まひ

肢体不自由

多発性硬化症

障がいとともに生きること

　障がいがあったとしても、それが人生に悪い影響を与えるはずがないときみは考えるかもしれない。でも障がいが理由で壁にぶつかり、自信を失って、疎外感を抱くことだってあるんだ。

　障がいがあるからと不当に扱われ、劣等感を与えられ、みじめな気持ちにさせられることなどあってはならない。自分がイジメられていると感じたら、先生や家族など信用できる大人に相談してほしい。

　障がいを持つ友だちや家族と一緒に行動するとき、自分にできても、彼らにはできないことがあるかもしれない。そんな事態のためにも、みんなのことを考えて計画を立てよう。

　インターネット上には、障がいとともに生きることについて教えてくれるウェブサイトがあるよ。

厚生労働省　みんなのメンタルヘルス
https://www.mhlw.go.jp/kokoro/info/life.html

第7章
性と恋愛

初めての気持ち

　思春期を迎えると、人は誰かに特別な気持ちを抱くことがある。それは、過去に経験したことがないようなロマンチックな気持ち。ドキドキワクワク興奮したり、不安でいっぱいになったり、どぎまぎしたりする。

　でも恋愛関係に一歩足を踏み入れると、たじろぐことが起こったり、心配事が増えてこころの調子を崩すこともある。気持ちが落ち着かず、周りと自分を比べてしまうようになるかもしれない。簡単なことではないけれど、そういうときは自分自身を見つめ直して、こころをポジティブな状態に保とう。そうすれば、どんなことが起こっても乗り越えていけるだろう。

　今のきみには、気になる相手も、デートに行きたいという気持ちもないかもしれない。でも10代なら、周囲から恋バナが聞こえてくるはずだよ。

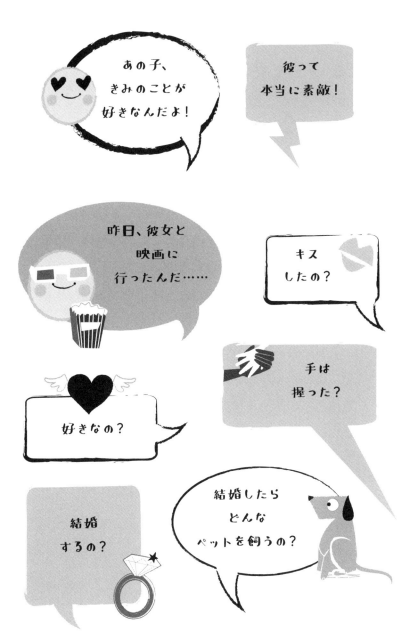

125

「あの子が好き」

　みんな「あの子が気になる」だとか、「好きになっちゃった」なんて言っているよね。誰かが誰かを好きになるのはよくあること。楽しい気分になるものだけど、同時に少し混乱してしまったりもする。

　知っている誰かを好きになることもあれば、知らない誰かを好きになることもある。アイドルグループにあこがれたりすることもあるよね。そんな気持ちも、数週間もすれば、たいてい落ち着いていく。

　でもそのような気持ちから、自分が他人のどんな面に惹かれるかが分かってくる。どんな部分に魅力を感じるかがはっきりしてくるからだ。運動神経がいいから、賢いから、面白いから、といった分かりやすい理由もあれば、言葉では説明できない魅力もある──何に惹かれるかは人それぞれなんだ。

誰かに恋してるって、どうやったら分かるもの
なの？
・その人のことが本当に好き？　その人にあこが
　れてる？
・その人と話しているとドキドキしすぎて、言葉
　が出てこなかったり、変なことを口走っちゃっ
　たりする？

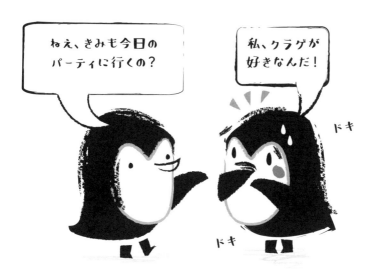

・その人を見ると気持ちがソワソワする？

恋にはいろいろある

付き合い
たくない

付き合いたい

恋人がいない
のは自分だけ？

女の子が
好き

男の子が好き

女の子も、男の子も好き

好きな人が変わった

誰も好き
じゃない

年老いてから
初めて恋人が
できた

10代で初めて
恋人ができた

人生で付き合っ
たのは1人だけ

100人と
付き合ってきた

好きな人
がいる

誰とも付き合った
ことがない

好きな人が
いない

誰かに好かれているけど、
私は相手のことが
好きではない

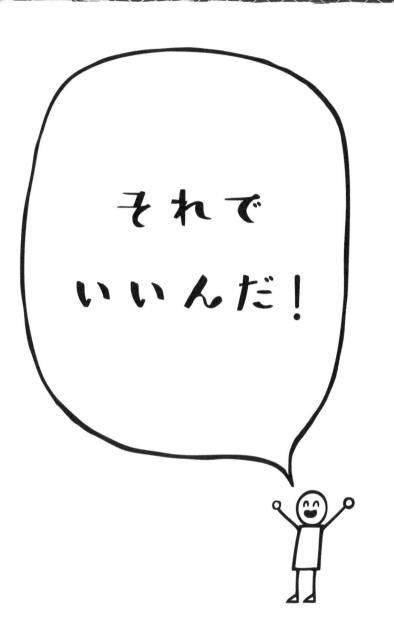

あなたは誰に惹かれる？

「セクシャリティ」という言葉の中には、自分がどの性別に恋愛感情を感じるかという意味も含まれている。それは、「性的指向」ともいうよ。自分のセクシャリティを把握する必要が絶対ある訳ではないけれど、全ての人が同じセクシャリティとは限らないということを、覚えておかなければいけない。他よりも優れた、あるいは劣った、気分が楽になったり、悪くなったりするセクシャリティなどなく、「普通」の状態なんていうのも存在しないんだ。

　自分がどの対象に惹かれ、どのセクシャリティに該当するか見極めたい、あるいはどれにも当てはめたくない。どうするかは、きみが決めることだ。きみ以外の誰も、このことを決めてはいけない。また、きみがどう感じているかも、他でもないきみが決めることだ。誰にもきみがどう感じているか分からない。自分のセクシャリティがすでに分かっているかもしれないし、気づくまで何年もかかるかもしれない。

自分のセクシャリティを特定することが有効で、重要だと考える人がいるし、そう考えない人もいる。ここで各セクシャリティを表す用語の一部を紹介しよう。

・**異性愛（ヘテロセクシャル）**：異性に惹かれること。「ストレート」と呼ばれることもある。

・**同性愛（ホモセクシャル）**：同性に惹かれること。一般的に男性だと「ゲイ」、女性だと「レスビアン」と呼ばれる。

・**両性愛（バイセクシャル）**：異性・同性の両方に惹かれること。人によって、片方の性により惹かれる場合と、両方の性に同じくらい惹かれる場合がある。

・**無性愛（アセクシャル）**：他者に全く惹かれないこと。現在、きみには好きな人がいないかもしれない。だからと言って、必ずしもアセクシャルに該当する訳ではないので気にしないように。成長

とともにはっきりしてくるはずだ。時間をかけよ
う。

・**全性愛（パンセクシュアル）**：全てのセクシャリティ
を好きになること。

　セクシャリティはスペクトラム（連続体）。くっ
きり分かれているのではなく、グラデーションの
ようになっている。きみが、異性愛者の女性だっ
たとする。男性にしか惹かれないストレートかも
しれないし、ときどき女性にあこがれを抱くスト
レートかもしれないんだ。

　ジェンダーやセクシャリティにまつわる用語は、256
ページの用語集を参照してほしい。
　また、インターネット上ではセクシャリティについて
電話やメールで相談できるウェブサイトがあるよ。

法務省人権擁護局　多様な性について考えよう
http://www.moj.go.jp/JINKEN/LGBT/index.html

カミングアウト

　何も言われない限り、全員が異性を好きだと認識している人は多いけれど、自分が異性愛者でないことを誰かに告げることを「カミングアウト」と言う。

　人によって、カミングアウトは神経を使い、ストレスのかかるものだ。周囲がどう反応するか恐れ、自分のセクシャリティを明かすことを心配する人もいる。その一方で、難なく自然とカミングアウトできる人もいるし、カミングアウトする必要はないと考える人もいる。

　またカミングアウトとは「私は、あなたに打ち明ける準備ができた」ということ。誰かに、ただ知らせている訳ではないんだ。セクシャリティについて打ち明けられたときは、その人の話に耳を傾けて、支えになろう。

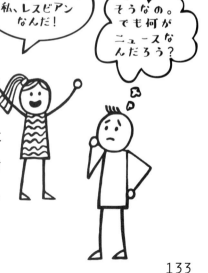

ニュースがあるの！私、レスビアンなんだ！

そうなの。でも何がニュースなんだろう？

カミングアウトを希望的な経験と捉え、素晴らしいことだと支持する人は多い。けれども、そう考えない人もいる。異性愛以外のセクシャリティを良しとしない家族、文化、環境もあり、そこでのカミングアウトはより難しいものになるだろう。

カミングアウトした人に悪意ある態度をとり、笑い者にして、意地悪をする人間も存在するかもしれない。でもそれは、彼らが無知で、このことを全く理解していないからなんだ。もしかしたら彼らも、自身のセクシャリティを受け入れられなかったり、理解しようともがいている可能性だってある。簡単なことではないけれど、自分ではなく、彼ら自身の無知がそのような態度をとらせているんだと、こころに留めておこう。

カミングアウトをすれば、自分に対する周囲の目や対応が変わるかもと考える人もいるだろう。でもカミングアウトしたところで、自分は自分のままだ。何も変わらない。だから周囲の対応も変わるべきではないんだ。ある日突然「ゲイ」になったのではなく、以前から変わらない「自分」なのだから。

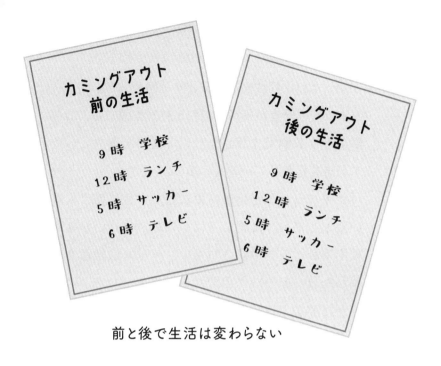

前と後で生活は変わらない

みにくい真実

　残念なことに、他の人のセクシャリティを否定する人間もいる。彼らは、異性愛以外の関係を認めようとしない。非異性愛に対する恐怖感・嫌悪感を持つ「同性愛嫌悪（ホモフォビア）」と呼ばれる価値観だ。

　イギリス、アメリカなど世界20カ国以上では、異性愛者と同性愛者が同等の権利を有しているけれど、その一方で同性同士の結婚が認められてい

なかったり、同性愛を犯罪とする国もある。

　また同性愛者が平等の権利を有する国でも、同性愛に対する偏見を感じたり、同性愛を理由にしたイジメを経験している人も多い。

「ゲイ」という言葉をバカにしたように使う人がいたとしても、同調してはいけないよ。いかなる理由でもイジメは許されない。イジメの被害を目撃したり、あるいは自分が被害にあったら、心配をかけるのでは？　と気を使わず、親や先生など信頼できる大人に相談するんだ。

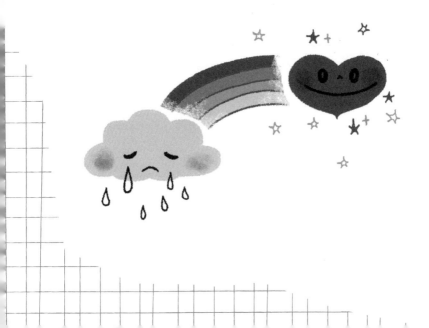

良い関係

　恋にもいろいろな形がある。気軽で気取らないものもあれば、濃密で激しい感情を伴うものもある。

　恋愛関係に正しい形など存在しない。お互いが対等で、楽しめていれば問題はない。良い関係は、全てが尊敬に基づいているんだ。

悪い関係

　全てが良い関係ばかりではない。様々な要因が、関係を悪化させてしまうこともある。不安や嫉妬といったネガティブな感情によって、相手との関係が楽しめなくなってしまう場合もある。

　相手からひどい扱いを受け、傷つけられ、支配され、嫌なことを無理強いされるようならば、それは悪い関係だ。自分の心身を守るためにも、そんな関係は終わらせよう。まだ好きだという気持ちが残っていても、相手を平等に扱わない人間と一緒にいることは危険だ。

別れ

　良い関係が、必ずしも永遠に続く訳ではない。つらい別れを経験しなければいけないときもある。一緒に同じ時を過ごした相手がいなくなると、寂しく感じるものだ。自分に魅力がなかったから別れることになったのかと、自信を失うこともあるだろう。

　でもそんなときは、しばらく悲しみに沈めばいい。感情を押し殺して自分の中にため込むよりも、解放した方が健全なんだ。

　お別れするときは、本人に直接会って「さよなら」を告げよう。正直な気持ちを優しく伝えて、相手を傷つけないようにすることだ。

セックス

　思春期を迎えると生殖器が発達し、ホルモンと呼ばれる化学物質も変化する。性行為、つまりセックスをするための準備が整えられるんだ。発育や発達のスピードは人によって違うけれど、たいていの場合は10代の内に身体的に性関係を結ぶことが可能なからだに成長していく。

　でも必ずしも心理的に準備万全という訳ではないし、自分が性行為についてどう感じているか考えるのは何だか構えてしまって緊張する。

　周囲のみんなは性の知識が豊富なのに、自分は何にも知らないと心配になることもある。そこでここでは、セックスに関するよくある疑問に答えていきたい。

1. みんなセックスをしてるの?

　成長するにつれて、セックスに関する話題も増えて
くる。みんながすでに初体験を済ませている気がし
て、あせってしまうこともあるかもしれない。でも実
際は、早い内からセックスをしている子はそこまで多
くなさそうだ。たとえば、イギリスでは初体験の平均
年齢はだいたい 17 歳だけど、それよりも後に体験し
ている人も多いし、それはひとそれぞれなんだ。

2. セックスしたくなくても、問題はないの?

　全く問題ないよ!　ほとんどの人は、思春期に達
してからセックスをしたいと思い始めるものなんだ。
なにより、性行為の同意年齢はイギリスでは 16 歳
以上と法律で決まっている。

　でも、今セックスに興味が持てないからといって、
悩む必要は全くない。それは自然で、普通のことだ。
一定の年齢に達したからセックスをしなければいけ
ない訳じゃない。セックスをしたいか、いつ準備が
整って、いつそんな気分になれるかは、自分以外の
誰にも決められないんだ。

3. どういった人がセックスできるの?

　誰が、いつセックスをすべきかについては、様々な考えがある。でもイギリスとアメリカでは、決められた年齢に達していて、お互いの同意があれば、既婚、未婚を問わずに誰でもセックスしてもいいと法律で決められている。

　ただし、セックスや性的接触によって性感染症やエイズの原因となるＨＩＶ（ヒト免疫不全ウイルス）に感染したり、望まない妊娠をすることがある。自分のからだと相手のからだを守るためには、正しい知識を身につけて準備をすることが大切なんだ。

法律
　法律では、セックスは「同意年齢」より上でのみ認められている。イギリスやフィンランドでは、この同意年齢が16歳、ドイツでは14歳、フランスやスウェーデンでは15歳に設定されている。アメリカでは州によって16〜18歳となっており、世界では国ごとに13〜18歳と幅がある。いずれにせよ、決められた年齢未満との性行為は処罰対象だ。

＊日本の同意年齢は13歳だが、児童福祉法や各自治体の青少年保護育成条例で18歳未満との性交等は禁じられている。

4. 自分がセックスしたくなくても、求められたら応じるべき?

　応じなくてもいい。何歳であろうと、セックスの無理強いは違法だ（144 ページを参照）。きみがセックスをするかどうかは、きみだけが決められるんだ。

5. どうやってセックスを断ればいいの?

　はっきりと否定して、自分にそんな気がないと説明しよう。相手がしつこいようなら、手を出して相手を押しとどめる動作をしたり、その場から立ち去ろう。どんな関係であろうと、きみの決定は尊重されなければいけないんだ。

自分のからだは、自分が決める

　たいていの人は、成長するうちに、誰かと肉体的な関係を結びたいと思うようになる。でも自分が安心できないことは、絶対にやってはいけない。きみがやりたくないことは、誰もきみに無理強いできない。恋人であっても、きみにセックスを強制してはいけないし、きみも誰かにセックスを強制してはいけない。それは犯罪だし、厳しく処罰される。

　どんなときでも、セックスをするためには、互いの同意がなければいけないんだ。書面による許可までは必要ないけれど、セックスをする前には、これから何をするかお互いにしっかりと確認しよう。セックス中でも嫌になったり、怖いことがあったら、同意を取り消してもいいんだ。また、相手が黙っていることを「同意」と受け取ってはいけないよ。

法律

　同意のない相手に暴行や脅迫をもって性的な行為やセックスをすることは「強制わいせつ罪」や「強制性交罪」と呼ばれる重大な犯罪だ。そのような被害にあった場合には、信用できる大人に相談し、状況によっては警察に相談したり通報しよう。

＊2017年に刑法の性犯罪に関する条項が110年ぶりに大幅に改正され、強姦罪が「強制性交等罪」となり厳罰化と非親告罪化された。また、被害者の性別は女子以外にも拡大されることになった。

自分のペースで

　セックスをすべきか？　するなら、誰といつすべきか？　などと思い悩めば、ストレスもたまり、頭もこんがらがる。誰もがそれぞれのペースで思春期を過ごし、心身の成長も人それぞれみんな違うから、セックスについてもプレッシャーを感じる必要はないんだ。人生は長い。10代の内からあせらなくてもいいんだよ。

セックスだけが全てじゃない

　セックスをしなくたって、良い関係は築ける。セックス以外でパートナーと一緒に楽しめることを挙げてみたい。

おしゃべり　　発明

手をつなぐ　　自撮り写真を
　　　　　　　加工しまくる

映画を見る

ボードゲーム　　　ハグ
で遊ぶ

　　　　　動物園　世界をステキに
　　　　　に　　　変える計画を
　　　　　行く　　立てる?!
スポーツ

　　　　　　キス

国の問題を解決するための
　　政策を考える

政策
宣言

セックスとインターネット

　インターネットとは、こころの健康を保つ上でとても頼れる存在だ。でも同時に危険なこともあり、性的な分野に関してはその傾向がとくに強かったりする。

　若者の多くが、現実の世界よりも前に、映画やテレビ、インターネットで性にまつわる情報にさらされている。そんな状況が、様々な問題を引き起こしている。ネット上には性的な映像があふれているため、サイト、企業、保護者がフィルターで制限しても、それらの映像を完全に防げなかったりする。

SEX SEX SEX SEX SEX

　性的な行為を収めた映像作品を「アダルトビデオ」や「ポルノグラフィー（略してポルノ）」など

と言う。世界には、こういった映像全体が違法とされる国もあれば、18歳以下の視聴が違法とされる国もある。そうやって法律で定められている背景には、ちゃんとした理由がある。アダルトビデオは人々に満足感を与えると同時に、問題を生み出す存在でもあるからなんだ。

　実際にセックスをする前からアダルトビデオを見るようになってしまえば、裸体やセックスについて誤った知識を得てしまう。アダルトビデオはエンターテインメントの一種で、誇張、でっち上げ、演技、過剰な演出が施されている。登場人物はそれが仕事であり、大金を投じてからだに整形手術をしたり、高額エステに頼っているかもしれない。けれども現実の人間はそんな姿はしていないし、誰もそんな姿を他人に求めてはいけないんだ（ボディ・イメージについては4章を参照）。

　そういった映像を無理やり見させられそうになったら、きっぱりと断って、その場を去ろう。見たくもないものを、見る必要はないんだよ。

覚えておこう

　ネット上の裸の映像全てが、必ずしもポルノグラフィーという訳ではない。生物学の教材、古代ギリシャの彫像、絵画などのアート作品だったりもする。だから宿題でネットを使っている最中に、それらの写真を見てしまっても不安になることはない。ポルノグラフィーとは、性的欲求を満足させるために作られたものだから。

　互いの裸の写真や性的なメッセージを、オンラインで送り合うことを「セクスティング」と言う。これには注意が必要だ。きみが自分の裸の写真を、信用できる人に送ったとする。でもその人が、その写真を他人に送り、ネット上で急速に拡散されてしまう危険があるんだ。その行為は、「リベンジポルノ」（嫌がらせのために、別れた相手の裸の写真を拡散すること）にも共通点がある。そんな事態になれば、きみは大きな精神的な苦痛を受けるだろう。

　また、誰かから同様の写真が送られてきても、絶対にそれを他人に送ってはいけないよ。写ってい

るのが 18 歳未満の子どもだった場合は、処罰の対象となる。

法律

子どもの性的な写真を製造・配布することは法律で禁止されている。きみが子どもであっても罰せられる。重罪であり、友だち同士で冗談でやったことでも、逮捕される可能性がある。

ストップ。
送る前によく
考えよう。

第8章
インターネットとの
付き合い方

インターネットのメリット

　必要な情報が手に入って、世界中の人とコミュニケーションがとれて、かわいい動物の動画も見られて……インターネットって素晴らしい道具だ。うまく使いこなせば、これほど便利なものはない。多くの人が、今後もずっと毎日のようにお世話になっていく存在といえる。

デメリット

　残念だけど、インターネットにはデメリットもある。たとえばソーシャルメディア（SNS）を何時間も見続けて、他人と自分を比べたりしてしまう。これは若い人がとくに影響を受けやすく、こころの健康にも良くないんだ。この章では、インターネットのリスクに気をつけながら、安全に活用する方法を紹介したい。SNSとの上手な付き合い方にも注目するよ。

インターネットの危ない世界

　インターネットで本当に恐ろしいのは、危険で違法な行為に誘われる可能性があることだ。もちろん、心配しすぎる必要はないし、そんな危険に見舞われることもないかもしれない。でもいざというときのために、自分の身の守り方を覚えておこう。

　スマホ、タブレット、パソコン……どんな機器を使っていても、こころの健康に良い影響を受けるようなネットとの付き合い方を学んでいこう。

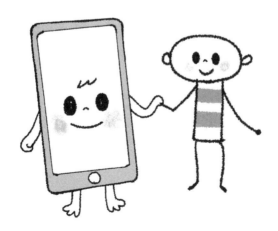

ソーシャルメディア（SNS）

現在、実に多くの人が Instagram や Twitter、LINE、FaceBook などの SNS を利用している。多種多様な SNS のサイトやアプリを通じて、友だちや家族だけでなく、有名人ともつながってしまう。すごいことだね。でも SNS ライフを上手に送るのは、難しいことでもある。

「いいね！」

SNS に写真や意見を投稿すると、それに共感した人たちから「いいね！」がつけられる。でもあまり共感されず、「いいね！」が集まらないと、がっかりしてしまうものだ。そして、より多くの「いいね！」やコメントを求めるあまり、ストレスを感じるようになることもあるんだ。

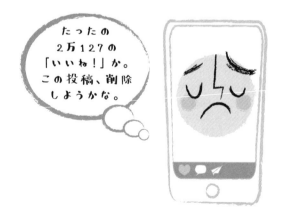

「いいね！」の数に、自己評価や自信が左右される人も多い。たくさん「いいね！」がつけば、自信が持てる。逆に、思ったよりも「いいね！」がつかないと、自分には存在価値がないと感じてしまう。これは、こころの健康にとって、とても悪い影響を与えている。

　でも実は「いいね！」とは意味のないものなんだ。「いいね！」をつけた人たちが、きみをもっと愛したり、価値を与えてくれることはないし、きみの価値は「いいね！」の数では決まらないんだよ。投稿した写真よりも、きみはずっと大切な存在なんだ。

試してみよう

　ある友だちの良いところを3つ、書き出してみよう。次に、友だちから認められていると思う、自分の良いところを3つ書き出してみるんだ（自分では分からなければ、友だちに直接聞いちゃおう！）。

　その自分の3つの長所は、SNSでやりとりした「いいね！」よりもずっと大きくて、大切なものなんだよ。

「いいね!」の科学

　「いいね!」を欲しがるのは、とても自然なことだ。人が食べ物、お金、ごほうびを得たとき、脳内の報酬回路が働く。同じくSNS上で「いいね!」を得るとこの回路が刺激されるんだ。「いいね!（英語でlike)」が欲しい（こっちも英語でlikeとも言う）だなんて、なんだか面白い。でも報酬回路には問題点もある。対象のものを得たときの快楽に依存して、何度も何度も繰り返しそれを求めてしまうんだ。10代の若者をはじめとする多くの人が「いいね!」を強く求め、得られないと不安になるのは、このためだと科学的に考えられているんだ。

　また他の人の投稿を絶えずチェックし続けることも、ストレスになるものだ。長時間SNSに入り浸っては、延々とスクロールして「いいね!」をつけ続ける。「もうウンザリだ」という気分になってしまったら、SNSから離れよう。

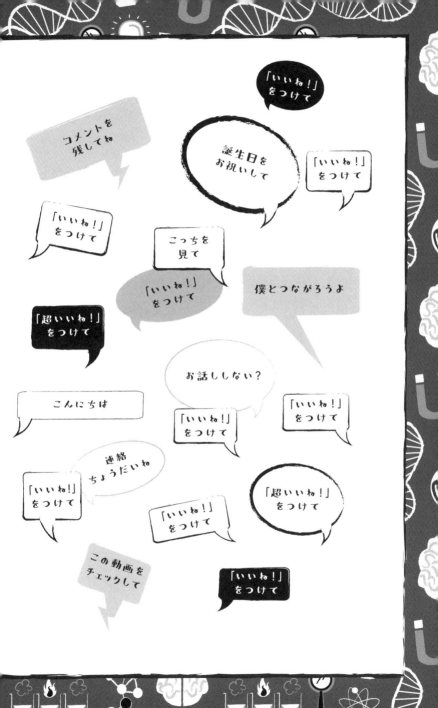

生活のひとコマ

　SNS に投稿された写真や動画は、誰かの生活の
ひとコマを切り取ったもの。服やアクセサリー、
景色、食事、髪型……そのどれもが、とっておき
のものが選ばれている。

　誰かとケンカした、風邪をひいて鼻をグズグズさ
せていた、不機嫌だった、ちょっとしたミスをし
たなど、そんな残りの 90％ の生活は、SNS には
登場しないんだ。幸せそうな写真の裏には、たく
さんの不幸せな瞬間があったはずなのに。悲しく、
不快で、気分が落ち込むようなときは、誰にだっ
てある。きみだけじゃないんだよ。

　きみがフォローしている有名人も例外ではない。
金と名声に恵まれ、多くの人から応援されている
その人たちだって、何日も、何週間も落ち込んだ
りする。表面からしか見えない部分で、人と自分
を比べてもみじめになるだけだ。それにきみが投
稿した写真を見た誰かも、きみに対して同じ思い
を抱いているかもしれないよ。

完成された写真には、写っていないこともたくさんある。

写真のためだけに、この服を着ている

実は悲しみと不安でいっぱいだった

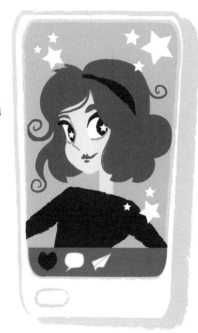

髪のセットとメイクに1時間かけた

ひどい風邪だけど、元気そうに見えるように加工しまくった

SNS を使うのも、写真を投稿するのも問題はない。ただし、それらの写真が全てではないことを覚えておいてほしい。完璧な人生など誰にも送れないことなのに、SNS の写真の中の人たちは美しく、楽しそうで、理想の人生を送っているように見えてしまうものなんだ。

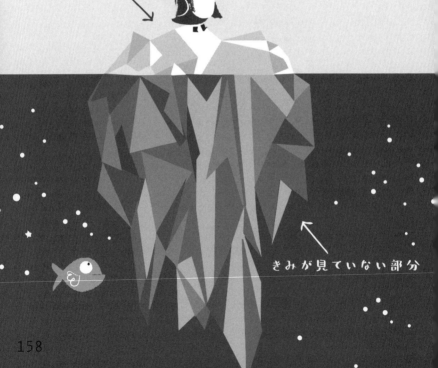

きみが見ている部分

きみが見ていない部分

インターネット上の人格

　３章では、自分のアイデンティティを探り、現実世界でそれをどう表現すればいいか説明したけれど、ネット上でも同様に、専用の人格を用意しなければいけない。相手が知っている人、知らない人にかかわらず、ネット上で他人にどう見られるかを自分で管理するんだ。あらゆるサイトでの言動を通じて、少しずつ人格を形成し、自分のイメージを定着させていく。リアル（現実）の世界でも同じようなことをやっているはずだ。

　ネット上でも人格を変えない人もいるけれど、リアルの自分とは異なる「ネット人格」や「分身」を作り上げる人も多い。本当の自分よりもずっと素敵で、カッコ良くて、自信にあふれた「分身」。もしくは、全くの別人を演じるケースだってある。これは SNS の利点だと言えるだろう。リアルでは自信がないのに、ネット上ではそうは見えない。思春期という難しい時期を迎えている人にとっては、もしかしたらありがたいことかもしれない。

だけど、これは欠点にもなりうる。意地悪で失礼な意見を書き込んだり、ひわいな写真やメッセージを送りつけるなど、現実ではしないことを、ネット上でやってしまう危険もあるんだ。

デジタルタトゥー

　インターネットの世界では、一度投稿されたものは残り続ける。削除しようとしても、完全に消し去ることができない場合がある。誰かへの嫌がらせや、悪意ある書き込み、送ったメールなどが残ってしまい、後悔するような事態になるかもしれない。

ネットいじめ(サイバーブリング)

　ネットで人の悪口を言うのは簡単だ。指を動かすだけでできてしまう。でもスマホだろうが、パソコンだろうが、その向こう側には、きみと同じ生身の人間がいるんだ。ネット上で誰かを傷つけることを「ネットいじめ」、あるいは「サイバーブリング」と言う。人のこころに大きなダメージを与える危険があるんだ（現実世界のイジメと一緒だ）。

　身体への暴力がなくても、ネットいじめは、逃げ場所がないため現実世界のイジメよりもタチが悪い。

　学校でイジメがあっても、学校を離れれば逃げられる。でもネットいじめは、インターネットにつながっている限り、どこまでも追いかけてくるんだ。

ネットいじめ

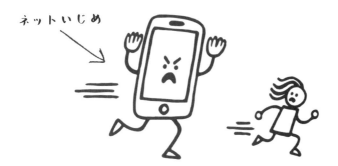

ネットいじめとは、次のような行為を指す。

・ 相手を傷つけ、屈辱を与えるような悪口、誹謗・
　中傷を掲示板に書き込んだり、メールで送ったり
　する。
・ 人に見られて嫌な気分になったり恥ずかしい動画
　や写真を拡散する。
・ 住所、電話番号などの個人情報を無断で公開す
　る。(「晒し」あるいは「ドクシング」とも言う)。
・ 性的なメッセージや画像を送りつける。
・ 特定の人物の誹謗・中傷を書き込む(同性愛者や
　トランスジェンダーに対する嫌悪的な発言や、人
　種差別、性差別的な発言など)。

これらは、ネットいじめの一部だ。どのような行
為であれ、ネット上で誰かから嫌な気持ちにさせ
らたり、傷つけられたらなんらかの手を打とう。

軽い冗談から始まったやり取りが、失礼な発言に
エスカレートしてしまうことはある。ネットでは
特にその傾向が強いものだ。そんな発言も一度だ
けなら、無視したり、誰かに話したり、面白くな
いと言い返せばいいだろう。

　でも何度もくり返され、冗談で済ませられない場
合は、信頼できる大人に話そう。学校に関わるこ
となら、先生やスクールカウンセラーに知らせよ
う。

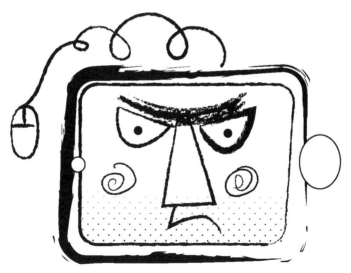

SNS上で誰かがイジメられていないかにも、注意を払おう。現実の世界だったら、目の前で誰かが袋叩きにあっているのに、何もせずに立ち去ったりしないはず。ネットの世界でも同じだ。あいだに割って入って、板挟みになる必要はない。誰かに知らせるだけでも、イジメにあっている人にとって大きな助けになるんだ。ネットいじめを止めたり、解決することはきみの責任ではない。また自分や誰かが被害にあっても……、

　……それはきみのせいじゃない。

　インターネットとは、誰もが気持ちよく活用できるものであるはずだ。怖い思いをしたり、嫌がらせや屈辱的な扱いを受けるべきではないんだ。

トリガー・ウォーニング(事前の警告)

　精神的に問題を抱えている大勢の人が、SNSに助けられている。コミュニティ内でのやり取りを通じて、苦しみや喜びなどを誰かと共有できるからだ。

　でも、投稿された文章や映像の一部に、他の人が気分を悪くしたり、感情を害する恐れがある場合には、最初の方で注意書きや警告がつけられていることが多い。これは「事前警告」や「トリガー・ウォーニング」と呼ばれているものだ。トリガーとは、トラウマを再発させるきっかけを意味する。

　精神的な問題、またその対処法については、10章で詳しく説明しているよ。

SNSをお休みしよう

　アメリカで行われたある大規模な調査で、SNSの使用頻度が高いほど、うつ病などの精神的な問題を抱えやすいことが分かった（SNSを使うから問題を抱えるのではなくて、相関関係があるということだ）。もちろん、SNSを使うことに問題はない。ただ、こころの健康を保つためにも、時々休むといいよ。

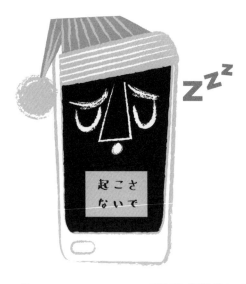

次のような方法で、SNSを休んでみよう。

・ 週に一日、SNSをチェックしない夜を設ける。
・ どの週末でもいいので、携帯電話の電源を
　切ってしまう（必要な電話をかけるときだけ
　電源をつけてもOK）。
・ 旅行中にはSNSをチェックしたり投稿しな
　い。家族や友だちとの時間を楽しむんだ。
・ SNSを使わない時間を決めるだけでなく、
　使う時間自体をカットしてみる。例えば、1
　日2時間チェックしている人は、1日1時間に
　減らす。

楽しいのはSNSだけじゃない

　SNS をチェックする代わりに、次のようなこと
を楽しんでみよう。

読　書

ボード
ゲーム

お風呂で
リラックス

散歩、
水泳、
サイクリング

日記

日記をつけると、
自分の考えや日々の出来事が
はっきりし、精神も安定する。

創作
ダンス

リフティング
の練習

音楽や
オーディオブックを聴く

壮大な
物語を書く

写真を
撮る

料理＆お菓子作り

歌う

ジャグリング
を
覚える

宿題を
片づける

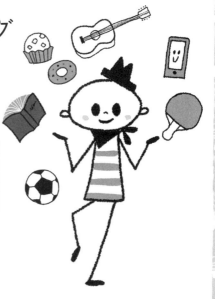

絵を
描いて
みる

インターネットを安全に使うために

　ネットの危険から身を守るために、これらの行為はやらないこと。

- 自分の住所や電話番号は、ネット上で絶対に公開してはいけない。
- ネット上でやり取りをしていても、身元の分からない人間とはリアルで会ってはいけない。ネットで出会った信頼できると感じた人間と直接会う場合は、相手のことを分かっていると思っていても、家族などにいつ、どこで会うか必ず知らせる。最初は、信頼できる大人についてきてもらうなどし、ひとりで会わない。
- どんな人の裸の写真も、誰かに送ったり、シェアしてはいけない。写っているのが18歳未満の児童なら法律違反となり、重い罪に問われる。自分の写真でもダメだ。
- 自分が不快に感じるものは、チェックしたり、見ない。
- 持ち主の許可なしに、クレジットカード情報を入力してはいけない。

第9章
「思春期」って難しい

人生は山あり谷あり

　人生は厳しい。生きていれば、ほとんど誰だってつらい目にあうものだ。でも良いことも悪いことも、やって来ては去っていく。つらい時間が永遠に続くことはない。この章では、きみがいつかは直面するであろう困難について説明しながら、その乗り越え方を教えていきたい。

学校生活での悩み

　家で学習している人は別だけど、ほとんどの人が学校で長い時間を過ごしているはずだ。学校とは素晴らしい場所だ。様々なことを学びながら、社会人になるための準備をし、クラブ活動や趣味を楽しみ、友だちもできる。でも学校生活がいつも楽しいとは限らない。

プレッシャー

　中学や高校に通うようになると、プレッシャーを感じる場面が増えてくる。周囲からは、今何をすべきか、どんなことが将来に影響するか、社会人になるためにどうすればいいかなどの話も聞こえてくる。先生も家族もきみの成績を気にかけるようになり、もっと勉強しろなんて言ってきたりもする。

　きみは、そんな状況にプレッシャーを感じるだろう。少しずつそのプレッシャーはたまり続け、やがてきみはストレスを感じ、悲しい気分を抱くようになる。

　そんな学校でのプレッシャーに対処する方法を、いくつか見ていきたい。

1. 得意なことを知っておく

　好きなことや、得意なことは、人によって全く違う。だから、全てのことをうまくこなして、楽しむ必要はないんだ。学校生活を通じて、自分が好きなことや、優れていることが分かっていくものなんだ。

　苦手なことだって逃げ出さずに、全力で取り組むことは大切だ。でも全てにおいて完璧でなくてもいいと分かっていれば、気も楽になるだろう。また自分がどんなことを楽しめるか知っているのも、助けになる。好きな科目や活動は、もっとやりたくなるものだ。もっとやれば、それがより得意になって、より良い結果を収められるようになる。

　また、自分と周囲を比べすぎないようにしよう。みんなそれぞれ得意なものを持っているし、自分の得意なことを、他の人と比較する必要もないんだ。

私たちは、みんな異なる形をしていて、この世界にはいろいろな形の穴が開いている。きみが得意などんなことにも、それに見合った仕事や場面がある。自分と違った形をした穴に無理やり入ろうとしなくたっていいんだよ。

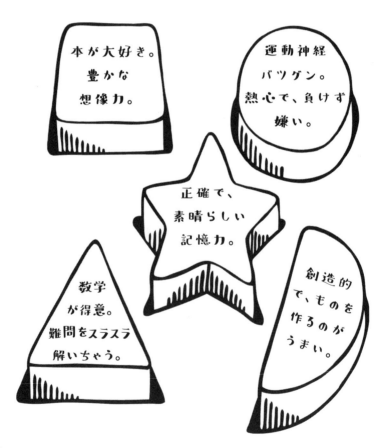

本が大好き。豊かな想像力。

運動神経バツグン。熱心で、負けず嫌い。

正確で、素晴らしい記憶力。

数学が得意。難問をスラスラ解いちゃう。

創造的で、ものを作るのがうまい。

2. 前もって準備する

　学校生活とは、ちゃんと前もって準備していないと、バタバタと忙しくなり、ストレスがたまってしまうものだ。授業ごとの教科書、文房具、スポーツ道具の用意。保護者が見る必要のある学校からのおたよりや許可証、忘れちゃいけないものだらけだ。自分は超人的な能力を持っていて、全部覚えていられると思ってはダメ。全てを書き出して、余計な肩の荷は下ろしてしまおう。

　スケジュール帳や日記を使って、予定や準備するもの、提出物を管理するのもオススメ。どういった宿題を、いつまでに終わらせなくてはいけないなど、全てのことを把握できる。前の晩には、次の日の準備をしておくこと。必要な物をカバンに入れておけば、朝になってあわてなくて済むからね。スマホでスケジュールを管理するのもいいだろう。

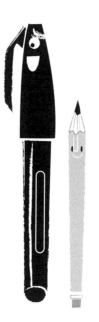

3. 宿題をため込まない

　上の学年になるにしたがって、宿題の量も増えていく。宿題は面倒なものだけど、工夫しながら自主的に少しずつ進めていく方法を身につけることもできるんだ。プレッシャーを減らす鍵は、やるべきことをきちんと管理することにある。

　スケジュール帳を確認しながら、出された宿題はすぐに終わらせてしまおう。これで頭もスッキリするはず。終わらせてしまえば、もう心配いらないね！

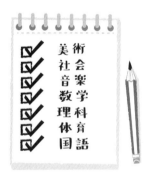

　今この方法を習慣にすることができれば、これから宿題の量が増えていっても、きちんと対応できるはずだ。

テスト

　学校に通っていれば、テストを受けなければならないときがある。テストは緊張するもので、きみも含め、誰もがゆううつに感じているはずだ。

　テストは避けては通れない。でも、できるだけ重荷に感じないように対策を立てることはできる。テストだからと苦しまなくてもいいんだ。次の方法を試してみよう。

1. 復習の計画を立てる

　こんなの当たり前かもしれないけど、復習をちゃんとやれば、学習内容が頭に入って、テストが難しく感じなくなる。余裕を持って計画を立てて、勉強してきたことを全ておさらいしよう。

2. 工夫して勉強する

　短時間で集中して勉強をして、少し休憩する。それをくり返せば、クタクタに疲れることはない。

家族に問題を出してもらったり、友だちと一緒に勉強するのもいい。

３．前もって準備する

　一問一答、小論文、口頭、実技……一口にテストといっても様々なタイプがある。テストがどんな形式で行われるかを事前に把握し対策を立てよう。

　それからテストに必要な持ちものを用意しよう。シャープペン、鉛筆、消しゴムだけじゃなく、コンパス、定規、分度器、時計などが必要な場合もある。

４．心身を落ち着ける

　バランスのとれた食生活、適度な運動、十分な睡眠をこころがけて、心身を健康に保ち、テストの前の晩には、ゆっくり休もう。最後の追い上げとばかりに頭に知識を詰め込んでも、眠れなくなるだけだ。やれることはやったと自分を信じるんだ。眠れないんじゃないかと心配することもない。緊張するのは自然なことだし、多少疲れていたって大丈夫だよ。

リラックスするために

　リラックスすることは、心身の健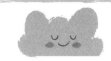康にとてもいいんだ。ストレスのレベルを下げ、困難に立ち向かうための力を養い、記憶力だってアップする（でもただ寝て、テレビを見てるだけじゃ、そんな力は出ないよ……）。

　リラックスするために、次のことをやってみよう。

・静かな部屋で休む。10代の毎日は変化が多く、騒がしくて落ち着かないものだ。息抜きしよう。

・スマホの電源を2時間くらいオフにする。

・外に出て、新鮮な空気を吸う。気分転換しよう。

・深呼吸をする。大きく息を吸って、大きく吐く。目を閉じて、これを何回かくり返してみよう。寝転がってやってもいい。呼吸に集中して、からだ全体の力を抜き、頭の中のモヤモヤとした考えごとを止めるんだ。

・「マインドフルネスめい想」をしてみる。これは、全ての感覚を使って、その瞬間に周りで起こっ

ている出来事と呼吸
に意識を集中させる
こと。未来や過去の
問題について思い悩むより
も、今起こっている小
さなことに完全に注
意を向ける──指先で
何を感じ、何が聞こえ、どんな匂いがし、何
が見え、どんな触感で、どれほどの温かさか。
そんな事柄だけに短い間グッと集中すれば、大
きな考えや悩みから解放されるんだ。

　ここで挙げた行為はテストのためだけでなく、
日常生活でも大いに役立つはずだよ。

いろいろな変化

　人は10代の間に、様々な変化を経験する。中学校や高校など進学とともに学校が変わり、それに伴って友だち関係も変わる。成長するとからだも変化し、周囲からの見られ方も変わっていく。

　変化を快く思い、積極的に受け入れる人もいる。彼らは、新たな冒険と、成長とともに自由が増えることを楽しむ。でも変化を不安に感じ、少しだけ怖じけづいてしまう人だっているんだ。

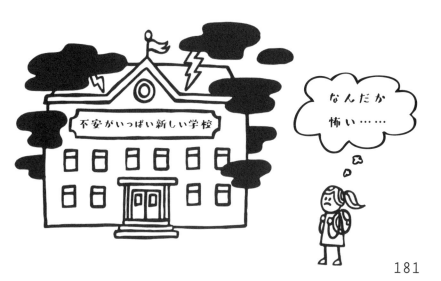

きみは、自分には新しいことを受け入れる準備ができていないと感じるかもしれない。もしくは、今の生活に満足していて、何も変わってほしくないと思うかもしれない。

　でも、どう感じたって大丈夫。変化は素晴らしいものであるけれど、同時に疲れるものでもあるからね。とはいえ年をとることや、物事の変化を恐れたところで、それを止めることなんかできない。

　何かが変化し始めたら、落ち着くまでしばらく時間がかかるけれど、人はだんだんそれを普通のことに感じて受け入れられるもの。きみも、気づいたら慣れてしまっているはずだ。

薬物(ドラッグ)とアルコール

　成長すると自由も手に入るけれど、自由はリスクや危険も伴うものだ。自分の行動への責任も増し、身の安全を守るための選択も自分でしなければいけない。親や先生など、大人に決めてもらうばかりじゃないんだ。

　そして10代半ばになれば、薬物やアルコールの話題に触れることが出てくるだろう。「薬物」とは脳や身体に作用する化学物質のことで、医薬品、脱法ドラッグだけでなく、身近なコーヒー、アルコール、たばこなども含む。

　有害になり得るアルコールやたばこなどには、年齢規制があって、日本では20歳からというように一定の年齢に達すると解禁される。

　お茶、コーヒー、コーラなどは、あらゆる年齢に許されていて、多くの人が悪影響を受けずに楽しんでいる。過剰に摂取しなければ、悪いものではない。

　でも法律で認められている薬物でも、全くの無害という訳ではない。どの薬物も依存する危険をは

らんでいて、依存状態になるとそれをくり返し使いたくなり、手に入らなければ離脱症状に苦しむ。アルコール、たばこ、処方せん薬は誤って使えば、危険なものとなり、心身の病気にもつながってしまうんだよ。

　コカイン、大麻、ヘロイン、MDMA などは、ほとんどの国で違法薬物とされている。これらは「レクリエーショナル・ドラッグ（快楽を得るための薬物)」とも呼ばれていて、とても有害で危険になり得るため、使用が禁じられているんだ。

　友だちや年上のきょうだいを介して、このように違法な、年齢制限のある薬物に触れる機会があるかもしれない。でも手を出してしまえば、こころの健康にも人生にも悪い影響を与えてしまうんだ。

1. 同調圧力を感じる

「みんながやっているから」というプレッシャーから、飲酒や喫煙、ドラッグを断れない場面が今後訪れるかもしれない。そんなときには、みじめで、不安で、どうしたらいいか分からない気分になりそうだ。でもみんながやっているからといって、それに合わせる必要はない。とくに違法なことは断るべきだ。難しいかもしれないけれど、きみにはいつだって「ノー」と断る権利があるんだよ。

法律

ほとんどの国では、18 歳未満の飲酒・喫煙が法律で禁止されている（日本では 20 歳未満となっている）。警察に見つかれば補導されたり学校や家に連絡がいき、厄介な事態になり、酒に酔い他の犯罪を犯せば逮捕される。また、20 歳未満の飲酒を容認した大人は処罰される。

一方のレクリエーショナル・ドラッグは一切禁止されており、所持していれば逮捕される。

2. 気分が左右される

　アルコールやドラッグは、脳の働きに影響を及ぼす。アルコールは少量なら気持ちをリラックスさせたり、会話を増やすなどコミュニケーションを円滑にするが、大量になるとろれつが回らない、何度も同じ話をする、歩けないといった運動機能の障害が見られる。また、飲みすぎて二日酔いになると、気分が悪くなり落ち込んだり悲しくなったりする。

　一方の薬物は脳を刺激し、幻視、幻聴、被害妄想などの症状を引き起こす。

　レクリエーショナル・ドラッグ（違法薬物）によって、長期にわたって精神的な健康を損ねたり、依存症になってしまうことも確認されている。

　薬物依存に陥った人は、何かに頼らないとやっていけない、無力で、身動きがとれない気持ちになる。依存症はこころの病気なんだよ。

3. 判断力の低下

　アルコールやレクリエーショナル・ドラッグは、

判断力を低下させる。普段はやらない危険なこと
に手を出したり、運転が乱暴になったり、避妊を
せずにセックスをしたりと後悔するような行動を
とってしまうんだ。

4.からだの健康を損なう

　多くの薬物はからだの健康をむしばむ。それに
よって人は自信を失い、精神状態を損ねてしまう。
　たばこは肺や気管に深刻なダメージを与え、アル
コールの飲みすぎは肝臓や脳細胞に悪影響を及ぼ
す。

　きみ自身や周囲の人が薬物やアルコールの問題を抱え、依存
状態に苦しんでいるようなら、だれかを頼ってほしい。相談にのっ
たり、支援したりしてくれるところはある。学校のカウンセラーや
医師に相談すれば、専門の人々や団体につなげてくれるはずだ。
　また、ウェブサイトでも相談することができるよ。
厚生労働省　薬物乱用防止相談窓口一覧
　https://www.mhlw.go.jp/bunya/iyakuhin/yakubuturanyou/
　other/madoguchi.html
東京都福祉保健局
　アルコール・薬物・ギャンブル等の問題についての相談
　https://www.fukushihoken.metro.tokyo.lg.jp/sitaya/seishin/
　drug.html

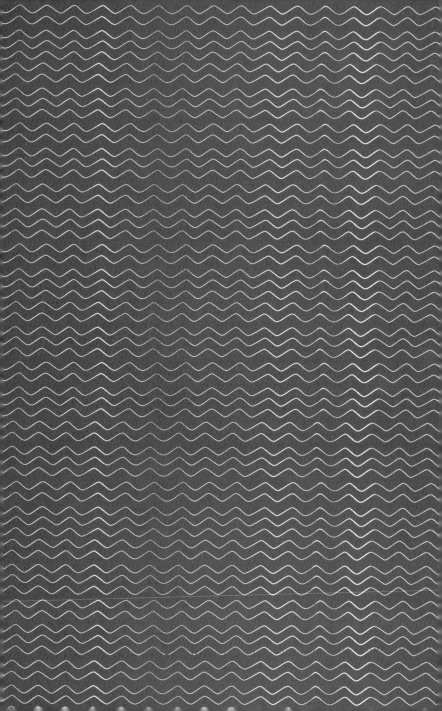

この先に読み進める前に……

　次の章から、深刻なこころの病気について取り上げる。誰でも落ち込むことはあるけれど、これらの病気はあまり一般的なものではない。また、誰もが経験するものでもないんだ。

　それでも、病気について少しでも知っておくのは大切なことだ。自分や周囲の誰かが問題を抱えたときにどう対処すればいいか分かるし、苦しんでいる人に優しく接して、こころの支えになったり理解することだってできるはずだからね。

第 10 章
こころの病気

　人生は良いこともあれば、悪いこともある。素晴らしかったり、難しかったり、ワクワクするような出来事も起こる。それに合わせて人の感情は絶えず変化していく。悲しいときもあれば、自分がどう感じているかよく分からなくなるときだってある。

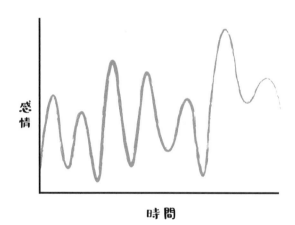

感情

時間

　でもなかには、何が起こっても、気分が停滞したままの人もいる。悲しみ、怒り、落ち込みといった嫌な感情から、何ヶ月も、あるいは何年も抜け

出せないんだ。

　そんな状態が長く続いている場合、またとくに、はっきりとしたきっかけがないのにそうなってしまった場合は、こころの病気だと考えられる。これは「メンタルヘルスの問題」や「精神疾患」などとも呼ばれている。この病気にかかった人は落ち込みやすくなると言われているけれど、実際はそれだけではない。あらゆる感情、問題に悩まされ、様々な症状が現れる。その人の考え方や感じ方にも、大きな影響を及ぼすんだ。

　こころの病気は日常生活に支障をきたし、からだの健康にも影響を与えるので、しっかりとした治療が必要だ。からだの病気と変わらないんだよ。

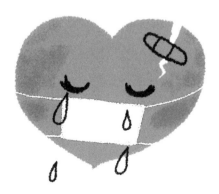

「こころの病気」と「骨折した足」の共通点は？

からだの病気とこころの病気には、たくさんの共通点があるけれど……

足首を骨折した人

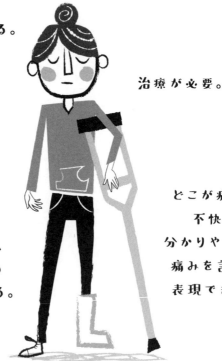

痛みがある。

治療が必要。

見ただけで、
骨折している
ことが分かる。

人によって、
治るまでの
時間が異なる。

どこが痛くて
不快か
分かりやすい。
痛みを言葉で
表現できる。

……違った点もたくさんある。

ここに描かれた2人の人物の違いを考えてみよう。

こころの病気がある人

こころの
痛みがある。

見ただけでは、
病気だと分からない。

人によって、
治るまでの
時間が異なる。

からだが
だるい。

治療が必要。

実際に痛む場所は、
胸や背中や足だったり、
どこかはっきりせず、
どんなふうに
痛いか分かりにくい。
痛みを言葉で
表現したり、
説明するのが難しい。

なぜ、こころの病気になるの？

　脳内の神経伝達物質の減少や社会的な環境やストレスの状態などで、人はこころの病気をわずらう。なぜこころの病気が発症するか、そのメカニズムを完全に分かっている人はいないほど、こころの病気はとても複雑なもので、どんな状況が脳に影響を与えるか理解することは難しい。ほとんどの場合、本当の理由など存在していないのでは？という考え方もある。

　その人の体験と遺伝子的な要素が原因となっていると考える医師が中にはいる（遺伝子とは、からだの細胞の中にある情報だ。両親から伝えられるもので、人によって違う）。

　また、こころの病気をわずらっている家族がいる場合には、からだの病気同様に、発症率が高まりやすいという説がある。しかし、必ずしも症状が見られる訳ではない。

　また、家族の死、こころを傷つけられた出来事、事故、ストレスなどが発症のきっかけとなる場合

があるけれど、これも必ずとは言い切れない。

　人はそれぞれ違った遺伝子を持ち、起こった出来事に対する反応も異なる。こころの病気になる条件は同じではない。

　それでも、ひとつだけ確かなことがある。こころの病気にかかったからといって、その人が弱かったり、おろかだったりする訳ではない。もちろん、良い人生を送れていないということでもないんだ。

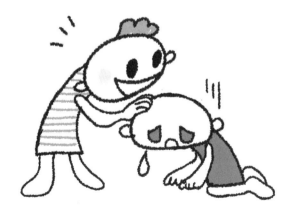

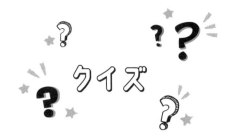

ある人が、こころの病気を発症しました。原因は
なんでしょう?　正しいと思う全部の答えを、下の
選択肢から選んでみよう。

・ 神経質すぎた

・ 誰かからうつされた

・ ついていない日があった

・ 弱すぎて病に負けてしまった

・ 鳥のフンがかかった

・ 悲しい映画を見た

・ こころの病に効くワクチンを打っていなかった

・ 悪い人間だった

・ ジーンズにトマトソースをこぼしてしまった

答え：どれも正解。からだの病気と違って、こころの
病は本人のせいに帰着しない。また何かしたり、神経質
だからといってなるものでもない。

ネガティブなレッテルをはがそう

　昔は、こころの病気について誤解を抱く医師や人が多く、ゆがんだ見方がされて、ひどい治療法がとられたこともあるんだ。

古代ギリシャの治療法：飢えさせ、殴打する。

古代インドの治療法：患者を怖がらせたり、驚かしたりして、身体からこころの病気を追い出す。

　世間がそういった考えをしてきたため、今でもこころの病気について話したがらない人もいる。またいまだにネガティブなレッテル（スティグマ）がつきまとうせいで多くの人が、こころの病気にまつわる話題を避けがちだ。でもレッテルをはがして、こころの病気について話し合うことはとても重要であり、苦しむ人の助けにもなるはずだ。

回復の仕方は人それぞれ

　悲しいときや、落ち込んだとき、人は気分を回復するために様々な手段に頼る。でも一般的な手段が、長期的にこころの病気に苦しんでいる人に効果が見られない場合もある。

　通常、こころの健康の問題は、その専門家である精神科医や臨床心理士の助けが必要になる。臨床心理士は、その人の意識がどう行動に表れるかに注目するのに対して、精神科医はその人の身体と脳がいかに働くかに注目するようだ。

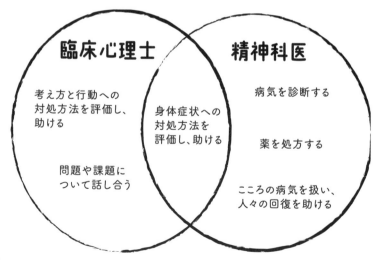

臨床心理士

考え方と行動への
対処方法を評価し、
助ける

問題や課題に
ついて話し合う

身体症状への
対処方法を
評価し、助ける

精神科医

病気を診断する

薬を処方する

こころの病気を扱い、
人々の回復を助ける

病気の種類によって治療法が違ってくる。どのように回復していくかは、人によって異なるからだ。

　治療としては、医師からカウンセリングを受けるように勧められるケースが多い。カウンセリングにもいろいろなタイプがあるが、基本的には患者が抱える不安、恐れ、ストレスについて話し合われる。なぜ不安を抱き続けるのか真相を一緒に探る臨床心理士もいれば、日々の悩みをいかに乗り越えればいいか教えてくれる臨床心理士もいる。どちらのタイプも、こころの病気の症状を解決し、患者の気分を回復させようとする。

　また、薬とカウンセリングの両方で治療が進められる場合もある。そうやって臨床心理士と医師が協力して、その人に最適な治療法が決められていくんだ。

第11章
うつ病と不安障害

うつ病

こころの病気の中で、最も知られているのが「うつ病」だろう。きみも誰かから聞いたことがあるはずだ。激しい落ち込みや、脱力感が長期間（数週間、あるいはそれ以上）にわたって続く。

うつ病になってしまった人は、ゆううつな気持ちを抱えている。ひとりひとり違うけれど、悲しくてみじめな気持ちだったり、無気力で極度に疲れやすいなど、様々な症状が現れる、身体症状も伴う。その人の人生に大きな影響を与える病気なんだよ。

深く打ちのめされる

暗い　みじめ

ゆううつ

ブルー　疲労感

悲しみ　うつろ

「悲しみ」と「うつ病」の違い

　ただ悲しい気分だったり、退屈している場合でも、人は「うつっぽい」「ゆううつになる」なんて言ったりする。

> 月曜日って
> 大っ嫌い！
> ゆううつだ。

> この映画を
> 見てるだけで、
> うつっぽくなる。

　でも悲しい気分とうつ病って、全くの別物なんだ。何かがうまくいかなかったり、悲しい映画を見たり、月曜日の朝になったりすると、誰だって悲しい気分になる。この悲しみは一時的なもので、時間が経てば薄れていく。また、何かきっかけがあって感じるものでもある。一週間が始まる前の日曜日が終わることを悲しく感じていても、火曜日には気分も回復しているはずだ。

　でもうつ病は一時的なものではないし、はっきりとしたきっかけがあるわけでもない。うつ病の人も悲しみは感じやすいけれど、それだけではないんだよ。

うつ病ってどんな感じがするの?

　一言で「うつ病」と言っても、どんな感じがするかは人によって少しずつ違う。「正しい感じ方」などないんだ。ある人たちにとってどんな感じがするか、イラストとともに紹介しよう。

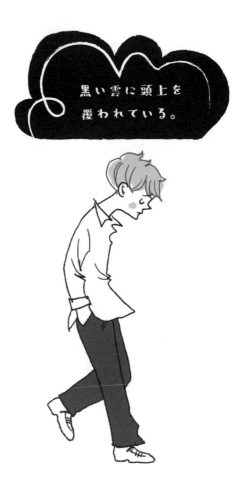

黒い雲に頭上を
覆われている。

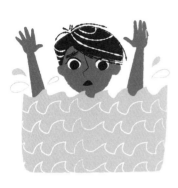

ずっと泳ぎ続けて、
頭だけを水の上に
出している感じ。

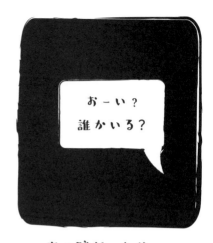

真っ暗だったり、
何もない感じ。

ずっと胸と頭を
締めつけられている
感じ。

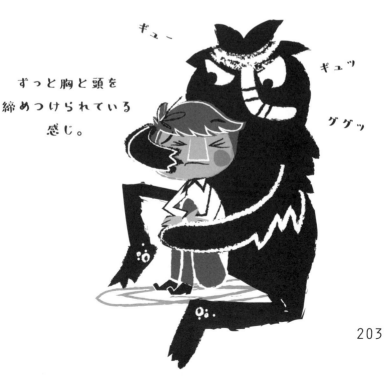

うつ病の診断基準

　うつ病になったときの感じ方は人によって違うけれど、医師は一定の基準を参考に診断をするんだ。そのときには、以下のような症状があるかどうか確認される。

・ ゆううつな気分がずっと続く。

・ 喜びが感じられない。

・ 何事にも興味が感じられなくなる。

・ イライラして、怒りっぽくなる。

・ すぐに涙が出て、悲しい気分になる。

・ いつも疲れている。

・ 眠れない、あるいは眠りすぎてしまう。

・ 集中できない。

・ 食欲がない、あるいは食べすぎてしまう。

・ 適切な判断ができなくなる

　これらの症状が2週間以上続いた場合、うつ病と診断される。

　うつ病はただ悲しくなるだけと思われがちだけど、とくに子どもや若者は悲しいだけでなく、と

ても怒りっぽくなり、孤独感を抱きやすいといわれている。

脳では何が起こっているの?

　科学者にも、うつ病をわずらっている人の脳内で何が起こっているか完全には分かっていない。けれども、脳内の神経伝達物質のひとつであるセロトニンが関わっていると考えられている。

セロトニン

　そこで医師は、うつ病患者には脳内でセロトニンの分泌を促す薬を処方し、その薬は多くの場合で精神を安定させる働きをしている。いくつかの仮説があるものの、うつ病が発症するメカニズムは、科学的には解明されていないんだ。

うつ病ってこんなイメージ

周囲からは分かりにくい

　うつ病とは正しく治療することが難しく、つらいものだ。でもその人がうつ病で苦しんでいることは、見た目からは分かりにくいもの。
本人が、自分はうつ病だと言いふらすこともあまりない。

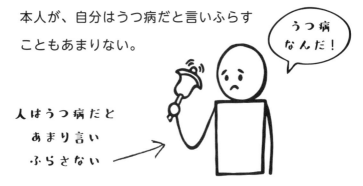

うつ病だからといって、アザはできないし、ギプスをつけたりもしない。

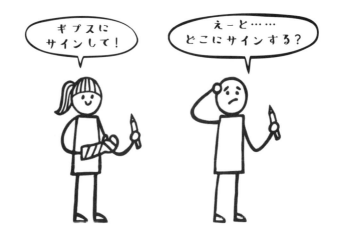

周囲から、うつ病だと分かる場合もある。うつ病になると、身なりに気を使わなくなったり、人づき合いを避けたり、体重が増えたり減ったりすることもあるからだ。でもほとんどの場合、表面的には全く分からないものなんだよ。

　誰もが、うつ病になる可能性がある。うつ病になった人が弱かったり、無力だったりする訳ではないし、頑張っていない訳でもない。ただ、幸福感をもたらす脳内の化学物質の働きが弱っているだけなんだ。人気があって、お金持ちで、何かに秀でた人だって、うつ病になる。「素晴らしい」人生を送っているように見えるかどうかは、全く関係ないんだ。

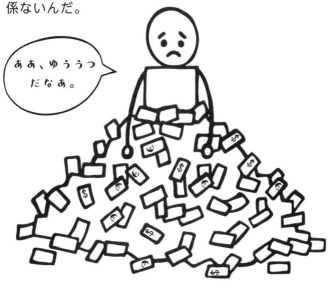

うつ病に苦しみ、その体験を告白した有名人も
いる。例えば、第二次世界大戦時のイギリスの首
相ウィンストン・チャーチルは、「うつ病とは大き
な黒い犬に四六時中つきまとわれているような気
分がするものだった」と話していた。

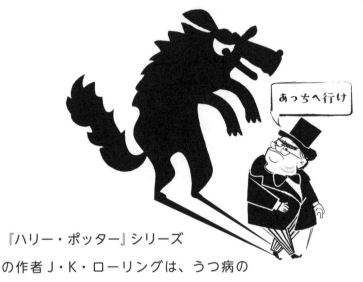

『ハリー・ポッター』シリーズ
の作者 J・K・ローリングは、うつ病の
経験をもとにディメンター（吸魂鬼）という生き物
を生み出し、作中に登場させている。彼女は「ディ
メンターは周りの空気から、平和や希望、幸福を吸
い取るのです。近くの人間は、幸福な気持ちや記憶
を奪われてしまうんです」と語っている。

誰だってうつ病にかかる可能性があるんだ……

お金持ち　人気者

有名人　女王

サッカー選手　歌手

王子　教師

外科医　スーパースター

宇宙飛行士　人間国宝

俳優　配管工

高齢者　若者

うつ病かもしれないと思ったら?

　誰もがうつ病になる可能性があるからといって、きみも必ずうつ病になるという訳ではない。うつ病にならない人だって大勢いる。

　でも、うつ病かもしれないと思ったときには、誰かに話すことがとても大切だ。この病気は対処することが難しく、とても孤独な気分になる。患者は、うつ病であることを自分だけの秘密にし、他人に迷惑をかけたり、重荷になりたくないと感じがちなんだ。

　打ち明けても相手を不愉快にさせたり、真剣に受け取ってもらえないのではと心配になるかもしれない。そう思うのはとても自然なことで、自分だけでなく他の人も同じ気持ちを抱えているものだ。それでも多くの人がうつ病であることを打ち明け、周囲に頼ることで、少しでも不安を解消しているんだよ。

こんな人たちに相談しよう

- 保護者、家族
- 学校の先生
- 話しやすく信頼できる大人
- 友だち
- 医師

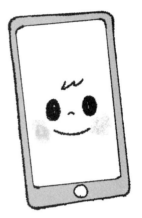

　家族や学校の先生に相談すれば、病院に行くことを勧められるだろう。できるだけ早く、誰かに助けを求めよう。うつ病への対処法を教えてくれながら、よくなる方法を一緒に探してくれるはずだ。

　通常、教師や医師は、相談内容を秘密にしてくれる。本人が望まない限りは、誰にも話さないだろう。でもとても危険な兆候が見られた場合には、より迅速な支援を得るために、精神疾患の専門家に情報を伝えることがある。

友だちがうつ病になったら？

　この先、家族、友だち、同級生など知っている人がうつ病になるかもしれない。

　どう力になればいいかよく分からないかもしれない。でも、抱え込まなくていい。そもそも、きみには、人の気持ちを完全に回復することなんてできないんだ。誰かがうつ病になったのは、きみのせいではないし、治すことは、きみの責任でもない。きみには、その人の話を聞くことしかできないんだ。うつ病の人にとって、自分の気持ちを話すのはとても難しいことだけど、話すこと、誰かに話を聞いてもらえることが、大きな助けになるものなんだ。きみが問題を解決する必要はない。話し相手になるだけでも、立派な助けになるはずだ。

　また、うつ病に本当に苦しんでいる友だちがいたら、大人に相談するように背中を押してあげよう。

うつ病について関心を持って少し学ぶだけでも、他の人について理解しやすくなるはずだ。誰の人生にも難しい時期はある。思春期はとくにそうだ。みんな、きみには見えない部分で困難を乗り越えようとしている。これからきみは、目に見えない病気を抱えた人にも出会っていくだろう。そんなときには、目に見える他の病気と同じように、彼らに思いやりを持って接して支えることが、とても大切なんだよ。

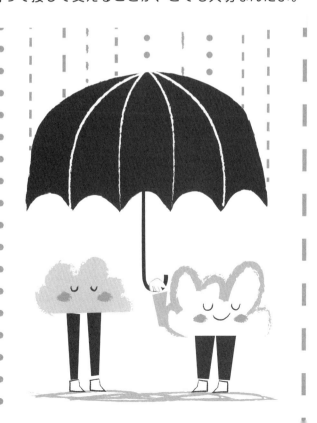

言ってはいけない言葉

　うつ病の人にどんな言葉をかければいいか分からなくても、次のような言葉を使うことだけは絶対にやめよう。

「元気を出して!」「がんばって!」

　これこそ、うつ病の人にかけがちな言葉だけれど、こんな励ましは逆効果でしかない。元気を出せるのなら、出しているはずだ。

「なんで落ち込んでるの?」

　うつ病になるかどうかは、周囲から見たその人の暮らしぶりとは全く関係ない。裕福な人でも、有名人でも、才能のある人でも、みんながうつ病になる可能性があるんだ。

「大丈夫、良くなるよ」

　確かに、その人には、良くなってほしいものだ。でも、どうなるかは分からない。こんなお手軽な言葉は、相手をさらに追い詰めてしまう恐れがある。

気分がとても落ち込んだときには、ちょっとした行動が助けになるかもしれない。次のことを試してみよう。

- 話す。家族、友だち、ペットの犬、小さな頃から持っているオモチャ……なんなら携帯電話に向かってでもいい。自分の気持ちを口に出せば、気持ちが落ち着くものだ。
- 散歩に出かけて、新鮮な空気を吸う。
- 絵を描く、落書きをする、工作をする。手を使って作業をすることで、ネガティブな考え方から解放される。
- 本を読む。内容に完全に集中できなくても大丈夫。なんとなく読んでるだけでも十分だ。
- 家族や友だちと充実した時間を過ごす。そんな気分じゃないかもしれないけど、人とのつながりが感じられ、自分が誰かにとって大切な存在であることを確かめられるはずだ。
- 誰かに親切にする。気が紛れるし、気分だって良くなる。

不安障害

「不安障害」も、代表的なこころの病気のひとつだ。かかった人は、強い不安や恐怖を感じるようになる。

　人は誰でも、不安を抱くものだ。試験前や試合の直前、初対面の人と会うときなど、不安になったり、緊張したりする。でも不安障害の人は、いつも不安で、生活に支障をきたすほど心配しすぎている状態が続く。問題がなくて、怖がる必要がない場面でも、何かに対して激しい不安を感じてしまっているんだ。

おびえ　　　発汗

パニック　　不安

気がかり　　心配

恐怖　緊張

脳では何が起こっているの?

　興奮したり緊張するとき、体内ではアドレナリンが大量に分泌される。

ア ド レ ナ リ ン

　アドレナリンが出ると、身体では様々な反応が現れる。血圧や心拍数を高め、心臓がドキドキし、呼吸が速くなり、体が震えたり、汗を大量にかいたりする。

不安障害って
こんな感じ

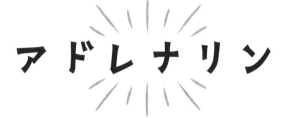

不安障害ってどんな感じがするの？

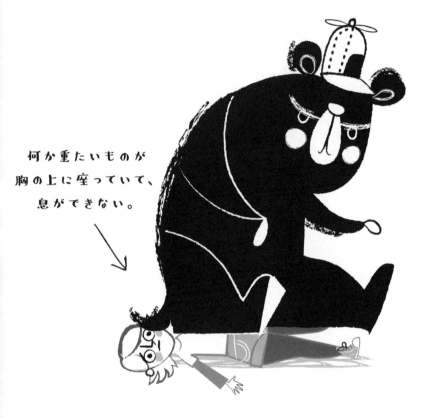

何か重たいものが
胸の上に座っていて、
息ができない。

脳の中や、
肩の上にいる誰かに、
ずっとののしられている。

心臓や体の中の
全てが、何かで
ねじあげられている。

不安障害の症状

不安障害の症状として、以下のものがある。

こんな状態が、何ヶ月も休まずに続いたりするんだ。

息切れがする

悪夢を見る

からだが
震える

食べ物が
飲み込めない

汗をかく

落ち着かない

恐怖感

頭痛

筋肉が
こわばる

眠れない

泣いて
しまう

不安障害の種類

　不安障害の中にはいくつか種類が存在する。以下の３つが、若い人の中でとくによく見られるものだ。

・**全般性不安障害**：学校、試験、家族、友だち、健康など様々なことに強い不安を感じる。

・**分離不安障害**：幼い子どもに多い症状といわれているが、10代でも現れる場合がある。親や保護者から離れることを強く不安に感じ、離れた状態でいると極度に緊張する。

・**社交不安障害**：10代で最も多く発症する。どこかに出かけたり、電話に出たり、人と会うことに対する緊張が極端に強く、過剰になる。

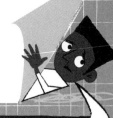

出かけなきゃいけないかな？
人と会いたくない……

いろいろな物に頼ろう

　不安障害を抱える人は、強い不安や恐怖を紛らわせるための道具を用意していることがある。次のような物を使って、こころを落ち着かせるんだ。

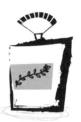

嗅ぐ

洗い立ての衣類や、ラヴェンダーオイルなどリラックスできる香りをふりかけたブランケットのにおいを嗅ぐ。

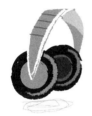

聴く

好きな音楽を聴く。オーディオブックなら、より気が紛れそうだ。

見る

子どもの頃からのお気に入りの本を見ると、くつろいだ、幸せな気分になれる。お気に入りの写真を見てもいい。

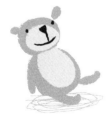

触る

プチプチと指でつぶせる気泡緩衝材、テディベアなどのヌイグルミ、指先で遊べるおもちゃ、握ってストレス発散できるボールなど、いろいろな感触のものを触る。

不安障害かもしれないと思ったら?

うつ病と同じく、誰かに話すことが大切。長い目で見れば、不安な気持ちを内にため込むよりも、外に吐き出したほうが健康的なんだ。人に打ち明けたくないなら、まずは不安な気持ちを書いてみるとか、録音してみるといいかもしれない。

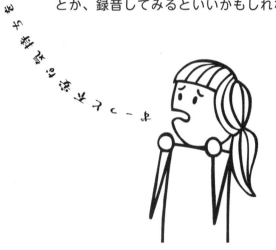

自分が不安障害かもしれないと思ったら、医師の診察を受けることもとても大切だ。より詳しく相談できる支援団体や専門家につなげてくれるだろ

う（198 〜 199 ページを参照）。また医師が薬を処方する場合は、意に沿わない投薬を避けるために、医師と患者の間で話し合いが行われるはずだ。

ってられない爆発する前に誰かに洗いざらい話しちゃうんだ

試してみよう

　家にいるときに、床やベッドにあお向けに寝転がる。ゆっくり３つ数えながら息を吸い込み、３つ数えながら吐き出す。両つま先を数秒ピンと伸ばして、ゆるめる。次は両脚をピンと伸ばして、ゆるめる。そうやって、下から順番にからだ全体を少しずつ、伸ばしてはゆるめていくとリラックスできる。ゆっくり呼吸することを忘れずに。

友だちが不安障害になったら？

　不安障害の人に対して、周囲はあせらずに接し、病気を理解していくことが大切だ。買い物に行くなど、自分にとって簡単な行為でも、その人にとってはものすごく難しいことかもしれない。不安障害の人にとって、人生とはとても疲れる場所であり、道のりなんだ。

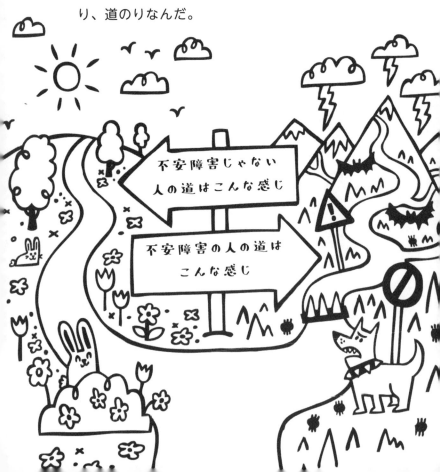

不安障害じゃない
人の道はこんな感じ

不安障害の人の道は
こんな感じ

きみが友だちに対して出来るのは、彼らが苦しんでいるのはどうでもよいことではないと言い聞かせ、自分は理解者であり、今はそう思えなくてもいつかは良くなるはずだと安心させることだ。

　友だちが、買い物や集まりに出かけることに緊張しているようなら、一緒について行ってあげるのもいいだろう。またその友だちが恐れていることに共に取り組んで、乗り越えたときの喜びを分かち合ってもいい。

　何度も言うけれど、誰かの病気を治したり良くしたりするのは、きみの仕事ではないし責任を感じなくていい。不安障害で深刻な影響を受けている本人が医師に相談して、プロの支援を受けるべきなんだ。

　自分や周囲の人が、強い不安な気持ちを抱えているなら、次のことを試してほしい。誰に対しても効果がある訳ではないので、ある程度やってみながら、自分にとって有効な方法を見つけていくといい。

・ シャワーを浴び、不安な気持ちを洗い流すところを想像するんだ。

・ 散歩や軽いジョギングをする。不安な気持ちは、ソワソワと落ち着かないエネルギーがたまっている感じ。そのエネルギーを解消しよう。

・ 紙に殴り書きして、それをぐしゃぐしゃにしたり、細かく破いたりする。

・「不安ボックス」を作る。不安なことや気持ちを紙に書き、古い靴箱やティッシュの箱に入れていく。頭の中から不安を取り除きたいときに使うんだ。

・ 楽しみなことをリストにする。パニックの感覚に襲われたときには、これで気をそらすことができる。

・ ひとりでゆっくりする時間を作る。不安な気持ちが薄れるまで、寝転がって、ゆっくり息をして、筋肉をゆるめるんだ。

第12章
摂食障害

エネルギーを補給しよう

　心臓を動かして全身に血液を送り、足を使って歩き、腕でいろいろな動作をするなど、何をするにも、からだはエネルギーを必要とする。エネルギーなしには、脳で何かを考えることができない。人のからだは、日々大量のエネルギーを消費していて、エネルギーをどんどん補給していかなければならない。そのためには十分な量の食事をしっかり摂ることが大切だ。とくに思春期にはよく食べて、健康なからだを作り上げていかなければならない。

　でもなかには、うまく食べることができなくなってしまう人もいる。そんな食べ物が関係するこころの病気を「摂食障害」と呼ぶ。

摂食障害

　摂食障害は深刻な病気だ。食べ物について悩みすぎて日常生活をうまく送れなくなることもある。摂食障害に苦しむ人は、食べることが楽しめず、異常な食習慣や食行動に陥ってしまっている。

　何がきっかけで摂食障害になるかは、科学者にも分からない。不安障害やうつ病の人が、自らを責めたり罰するような気持ちから、あるいは罪悪感を打ち消すために食事量を減らすことで、摂食障害を併発していくこともある。

　困難な人生をなんとかコントロールしようとして、摂食障害になってしまった人もいる。他の行為とは違って、食べるという行為は何を、いつ、どれくらいの回数で行うかを自分でコントロールできるものだからだ。

　また軽食や少量の食事だけを摂るようにしたら、周囲から「あの人は自己管理ができている」とうらやましがられると思い込み、摂食障害になってしまったケースもある。これは、その人が食をコ

ントロールしているのではない。摂食障害がその
人を乗っ取り、支配し、その人の生活を痛ましい
ものにしてしまっているんだ。SF のエイリアン侵
略ストーリーみたいだが、それよりずっと悲惨な
展開だ。

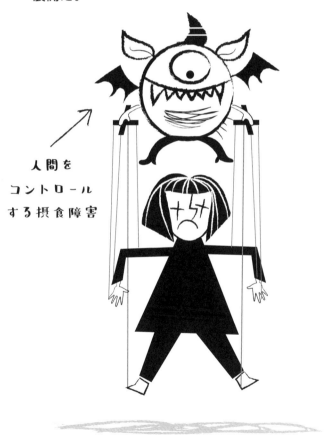

人間を
コントロール
する摂食障害

身体醜形障害
しんたいしゅうけい

　自分のボディ・イメージに異常にこだわる不安障害の一種。摂食障害との併発も多いけれど、この障害だけを発症する場合もある。自分自身のからだのイメージがゆがんでいて、他の人が自分を見るように、自分の姿を見ることができない。周囲はなんの問題もないと思っていても、自分のからだが大きすぎたり、明らかな欠点があると思い込んでしまうんだ。

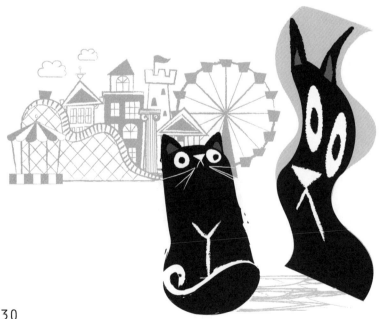

鏡の中の自分

　身体醜形障害の人は、他人と同じように鏡を見ることができない。周囲から美しいと思われていても、本人はささいな欠点ばかりが目について、必要以上にこだわってしまったりする。周囲がどんなに「そんなことはない」と否定しても、自分の欠点が注目されていると思い込むんだ。

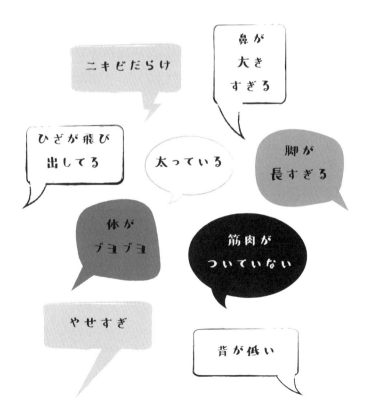

誰だって気分が落ち込んだり、自分の容姿が気に入らないときはある。でも身体醜形障害の人は、そんな気分や考えから抜け出せない状態で、生活にも大きな影響を及ぼすんだ。周囲から励ましの言葉やほめ言葉をかけられても、自分に対する負のイメージが頭から離れず、気分が良くなることはない。

　そんな態度が理解できずに周囲はイライラすることがあるかもしれないけど、身体醜形障害の人は他人の注目を引こうとしていたり、うぬぼれていたり、自分の容姿ばかり気にかけている訳ではないんだ。彼らはネガティブな考えにとらわれてしまっていて、うつ病や不安障害を併発して苦しんでいるケースも多い。他のこころの病気と同じように、回復には専門家の支援が必要だ（10章、11章を参照）。

むちゃ食い障害(過食性障害)

　短時間で大量の食べ物を食べてしまう状態。パーティなどでの食べすぎとは違って、日常的に食欲をコントロールできずに大量の食べ物を摂取する。その際、そうしなければと強迫的な気持ちになっていることもあるという。

　他の人に分からないように隠れてむちゃ食いをする場合が多く、本人が打ち明けない限り周囲は気づきにくい。

　高血圧や高コレステロールなどの身体的な問題を抱えたり、糖尿病にかかるリスクも高い。また、他の摂食障害と同じく、不安障害やうつ病を併発している場合が多いんだ。

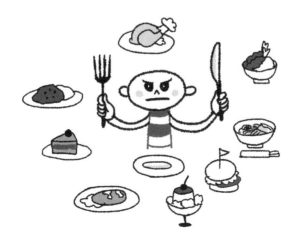

神経性過食症(過食症、ブリミア)

　代表的な摂食障害のひとつ。大量に食べた後に、吐いたり、下剤を使って排便を促したり、激しい運動をしたりして食べた物を身体から排出しようとする。毎日のようにこのふたつの行為をくり返す状態が、何ヶ月も、何年も続いたりするんだ。

　そして食べ物を排出した後には、強い罪悪感を抱いて、自己嫌悪に陥りやすい。つらいサイクルから抜け出せず、うつ病や不安障害を併発する人が多いそうだ（11章を参照）。

過食症で見られるサイクル

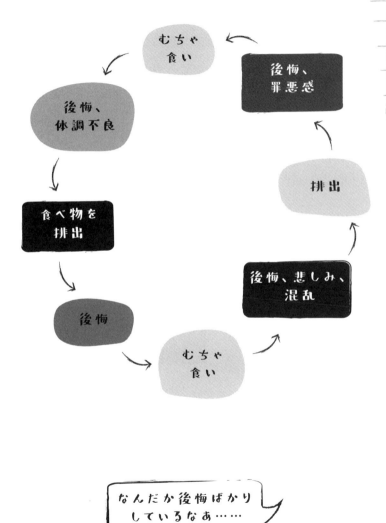

なんだか後悔ばかり
しているなぁ……

神経性過食症による影響

　身体に大きな負担をかけるのが神経性過食症だ。食べ物を排出するたびに大切な栄養素が失われるため、栄養失調になったり、からだの健康を害することもある。食べ物の嘔吐(おうと)による胃酸が歯を溶かし、喉を痛め、口臭を引き起こしたりもする。神経性過食症によって、身体は次のような問題を抱えるようになってしまうんだ。

衰弱・疲労

喉の痛み

髪や皮膚のトラブル

口臭

状態の悪い歯

また嘔吐を定期的にくり返すことで、体内の電解質バランスが崩れたり脱水症状が出る恐れがある。さらには不整脈を引き起こしたり、肝臓に大きな負担をかけたりと非常に危険な状態になる可能性もある。

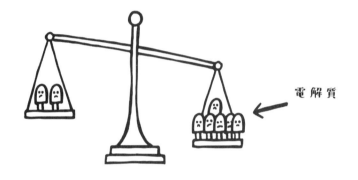

電　解　質

　栄養失調になっている過食症の人は多いけれど、だからと言ってやせているとは限らない。外から見ただけでは、誰が摂食障害を抱えているかは分からないものだ。摂食障害とは、行動に現れるものだ。からだの大きさではなく、生活がどれだけ食べ物に支配されているかが関係しているんだよ。

神経性やせ症(拒食症)

　最もよく知られている摂食障害だけど、一般的な病気という訳ではない。神経性やせ症の人はできるだけ体重を減らそうと努め、食べる量を極端に少なくして、過剰に運動を行うんだ。

　全てのことをコントロールしようとする病気でもある。自分が食べる物に対して過度に神経質になっているため、大勢での食事に参加をすることができない。友だちや家族との外食も、旅行を楽しむことも不可能。とても破壊的な病気で、その人の生活のあらゆる場面に大きな影響を及ぼしていくんだ。

神経性やせ症による影響

　神経性やせ症は、からだの健康を大きく損なう恐れがある。極端な食事制限をすれば、からだの機能を維持し、高め、調整するために不可欠な栄養素が摂取できなくなる。思春期には、脳の発達のためにも、身体はより多くのエネルギーを必要とする（15ページを参照）。この時期の栄養不足は大きな問題になってくる。神経性やせ症によって、身体に次のような症状が現れるようになる。

低体温

髪の毛が細く、抜けやすくなる

めまい・失神

からだの温かさを保つために体毛が濃くなる

関節や骨の痛み

神経性やせ症とはとても深刻な精神疾患であり、それに伴う身体的な問題がひどい場合は、長期的に治療に取り組まなければならない。骨も弱くなりやすく、ゆくゆくは骨粗しょう症と付き合っていかなければならないかもしれない。低体重が続くと、大人になって子どもを産みたいと思うときに妊娠できなくなる可能性だってある。10代ではなんとも思わなくても、のちの人生で大きな問題になりかねないんだ。極端な低栄養状態によって、身体機能が徐々に停止していき、衰弱死する危険すらある。

　実際、神経性やせ症は、本書で紹介する病気の中でも最も死亡率が高いんだ。あこがれるようなクールな病気などでは絶対にない。悲しくて孤独で、とても危険な病気なんだよ。

言ってはいけない言葉

　神経性やせ症に苦しむ人になんと声をかけ、どう力になればいいかなんて見当もつかないかもしれない。でもきみが問題を解決する必要はないんだ。きみに、その責任はない。とはいえ、次のような「言ってはいけない言葉」は知っておいたほうがいいだろう。

・「いいから、もっと食べなよ」
・「今日はたくさん食べるんだね」
・「ほら、全部食べちゃって」
・「そんなにガリガリじゃないよ」

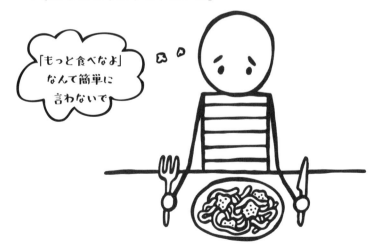

「もっと食べなよ」
なんて簡単に
言わないで

きみにできること

　神経性やせ症の人の力になりたいと思っても、きみにできることはあまりない。それでもまずは、食べ物の話を全くしないようにしよう。彼らが何かを食べているようなら、それだけで OK。そっとしてあげるんだ。食べていないようでも、特に何も言わないこと。「もっと食べなきゃ」なんて言っても、何の助けにもならないはず。

　そもそも、摂食障害の人たちだけじゃなくて誰に対してもこのような態度で接するべきなんだ。誰かが何を、どれくらい食べているかについて口を挟めば、その人は自分の行為を意識してしまったり、恥ずかしくなったり、罪悪感すら抱いてしまうかもしれない。そんな気持ちは、食べることに対してネガティブな考えにつながってしまう恐れがある。他者と食の関係に対して過剰に干渉しないことこそ、きみができる最善策なんだ。同時に、食べるという行為は、ごく当たり前で重要な、人間にとっての楽しみであることが、自然に周囲に伝えられるはずだ。

その他の依存症など

身体醜形障害、むちゃ食い障害、神経性過食症、
神経性やせ症以外にも、容姿と食にまつわるこころの病気は存在する。

例えば、健康的な食生活に過剰にこだわる「オルトレキシア」がそうだ。彼らは自分たちにとって「クリーン」や「純粋」でない食べ物、あるいは健康的ではない食べ物を徹底的に避ける。そして、自分たちが認めていないものを摂取したときには、激しい罪の意識を感じるんだ。今のところは、摂食障害だと正式には認められていないけれど、他の病気と同じく強迫行動を伴い、食に支配される状態なんだ。

他に「エクササイズ依存症（トレーニング依存症）」もある。これは拒食症と過食症の人の多くが、体重をキープしたり、大食いの埋め合わせのために、過剰なエクササイズをすることだ。摂食障害と関係なく、エクササイズだけに依存する場合もある。

この依存症になってしまった人は、不健康なほど運動をして、「エクササイズをしなければ」という気持ちにとりつかれるんだ。減量のためだけでなく、罪悪感や自己嫌悪感を解消するためにエクササイズを行う人もいる。

　他にも、自分を罰するため、あるいは、その日の食事や行動を正当化するための人もいる。エクササイズ依存症は、うつ病のようなこころの病気がもつひとつの症状であることが多いんだ。

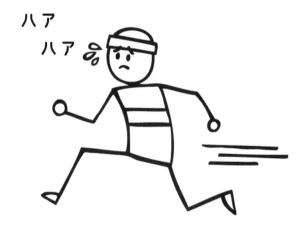

悩んでいるなら……

　もしきみが、こういった障害に悩んでいるなら、周囲に助けを求めよう。力になってくれる人や場所があるから。

　まずは医師の診察を受けることが大切。かかりつけ医などに相談をするといい。きみの話を聞いて、どのような助けが必要か判断した後に、臨床心理士や精神科医といった専門家を紹介してくれるだろう。そして専門家は、対処法と回復のためのプランを考え、また提案しながら、摂食障害の原因となっている根本的な問題の解決にも取り組んでいってくれるはずだ。

　摂食障害と一緒に、うつ病や不安障害を併発して苦しんでいる人も多い。臨床心理士や精神科医はこれらの治療も行ってくれる（198 〜 199 ページを参照）。

摂食障害の当事者、あるいはその家族や友だちを支援する団体もいくつも存在する。

摂食障害についての情報やアドバイス、相談先が載っているサイトには、次のようなものがあるよ。

摂食障害情報ポータルサイト
http://www.edportal.jp/index.html

誰かに相談する前に、自分の気持ちを紙に書き出してみよう。その日にどんな不安な出来事があって、どう対処して、どう感じたかを書いていくんだ。そうすることで、自分がどんな状態にあるか、家族や医師も理解しやすくなる。また不健康な行動があればそれを把握できるから、最適な支援方法が見つかりやすくて、回復が早まる可能性がある。

小さな気持ちも軽視しない

「自分もこんな気持ちや感情を抱いたりする
けれど、助けを求めるほど深刻じゃない」

　この章を読んでそう思った人もいるかもしれな
い。でも深刻な状態じゃなくても、誰かに相談し
た方がいい。食べ物についてネガティブな感情を
抱き始めたら、初期の段階で支援を受けた方がそ
の分回復が早い。

　とても悲しいことに、摂食障害に苦しむ人たち
は、自分が病気であると気づいていないことが多
く、自分の苦しみを過小評価しがちだ。食べ物へ
のネガティブな感情、過食、拒食、自分を罰する
ための食行動・エクササイズはとても不健康なこ
と。早急に治療を受ける必要があるんだ。

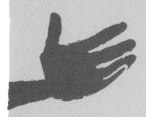

第13章
相談相手を見つける

誰に相談すべきか

本書では様々なこころの病気を取り上げてきた。もしきみが、いずれかの問題を抱えているようならまずは誰かに相談してほしい。助けを求めることは、きみが弱くて無力だからではない。声を上げるのは、勇気がなければできない行為なんだよ。

この章では、どんな人に相談すればいいか、また、どこで相談相手を見つけられ、どう相談すればいいかなどをアドバイスしていく。きみにピッタリ合う相談相手はなかなかいないかもしれないが、大丈夫。きっと相性のいい人が見つかるはずだ。

次のような状態のときは、誰かに相談しよう。

- 悲しく、みじめで、強い孤独を感じるとき
- パニックに陥り、不安が強く、心配事で頭がいっぱいのとき
- 十分に食べられない、あるいは食べすぎてしまうとき
- 何も集中できないとき

家族

　最も身近な相談相手として、親をはじめとする家族が挙げられる。きみについてよく分かっていて、悩みも真剣に聞いてくれるだろう。家族なら、きみを支え、必要な場合は専門家のところに連れていってくれるはずだ。身近な大人と一緒に立ち向かえば、外に助けを求めなくても、解決できる問題はたくさんある。

　家族に悩みを打ち明けるのが不安だったり、あるいはどう相談すればいいか分からない場合は、悩みや問題を書き出すんだ。自分の本当の気持ちが見えてくるし、声に出して相談しにくいときは、相手にその紙を渡して伝えればいい。

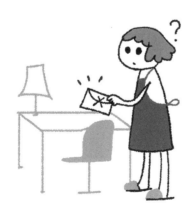
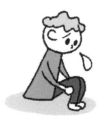

学校

家族に相談しづらいときや、家での問題を相談したいときには、先生やカウンセラーなど学校の人間に頼ろう。

学校でのイジメや勉強についての強い不安などは、学校に話すことがとくに有効だ。

ほとんどの学校に、カウンセラーや養護教諭（保健室の先生）がいる。きみの悩みに対して現実的なアドバイスを与えてくれたり、他の支援団体を紹介してくれたりするはずだよ。

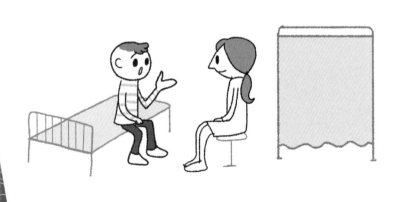

医療の専門家

　家族や学校に悩みを話したら、医療の専門家に相談するよう勧められるかもしれない。かかりつけ医や臨床心理士、精神科医などのことだ。

　まずは、幼い頃からお世話になっているホームドクターなど、かかりつけ医に診察してもらおう。からだの不調について相談するように、こころの不調について話してみるんだ。必要な場合には、きみと相談した上で、落ち込みや不安な気持ちに効く薬を処方してくれることもある。そこで対処できないなら、臨床心理士や精神科医といった専門家が紹介される。

医療機関

　かかりつけ医を通さなくても、臨床心理士や精神科医に診てもらうことは可能だ。街に出れば、精神科や心療内科などの看板を掲げた医療機関を見かけるはずだ。飛び込みで見てもらえる所もあれば、予約やかかりつけ医からの紹介状が必要なこともある。そこではカウンセリングなどの治療が行われる。カウンセリングでは、患者が自分の心配や悩み事を話して、専門家とともにその気持ちの原因を探っていく。また、患者のものごとの捉え方・考え方に働きかけて現実的な解決法を探り、気持ちを楽にしていく認知行動療法がとられる場合もある。

　カウンセリングについての詳細や、臨床心理士と精神科医の違いについては 198 ～ 199 ページを参照してほしい。

こころの不調について、どう話せばいいの?

・ 誰かに直接話したくない人は、まずはメールや
  手紙で伝えよう。箇条書きにしたり、イラストを
  描いて表現してもいい。

・ 自分が抱える感情や思考について、またそれら
  がどう影響したかを考えてみよう。例えば「不
  安な気持ちが強くて、夕食が喉を通らなかった」
  「何かを心配しすぎて、気分が悪くなった」な
  どだ。そうすることで、自分の体験を説明しやす
  くなるはずだ。

・ 自分の気持ちを隠さず、正直に打ち明けよう。
  あいまいになってしまったり、気持ちを的確に表
  現できなくても大丈夫。正直に話せば、それだ
  け周囲の人は力になろうとしてくれるはずだ。

・ 助けを求める自分を恥ずかしいと思わなくてい
  い。周囲の助けを借りてもいいし、自分には存
  在価値があることをはっきり認めよう。気持ちを
  回復させる上で、とても大切なことだよ。

誰かから打ち明けられたら

　友だちや家族など親しい人から、悩みやこころの不調を打ち明けられる場合について考えてみよう。自分の好きな人たちが悩んでいる姿を見るのはつらいものだけど、こころに不調を抱えた相手の話を聞くときには、次のことを覚えておいてほしい。

- 相手を回復させることが、きみの役割ではない。この世にはそれを専門とする人が大勢いる。きみは、良き友として、相手の話をじっと聞いてあげればいいんだ。
- 簡単に解決法を示そうとしないこと。簡単に解決する問題ばかりではないし、もっともらしく対処法を語ろうとする人の話なんて誰も聞きたくないものだ。

- とにかく、相手の話を聞くんだ。口を挟んだり、話をさえぎったりしないで。簡単に話せるようなことではないだろうし、急かさずに、話に耳を傾けよう。
- 悩みを打ち明けた人についてうわさを立てたり、悪口・陰口を言わない。相手は勇気を振り絞って、きみに話したんだ。その気持ちを尊重すべきだ。
- 大人に相談するように勧める。親や先生やまわりの話しやすい大人など力になってくれる大人に話すように説得してみよう。
- 自分を責めない。様々なことが原因となって、人はこころの健康を崩すし、たいていの場合は脳の神経伝達物質が原因だったり、体験が元になっていたりする。きみが良い友だち、良いきょうだい、良い子どもじゃないからではないんだ。

用語集

ここでは、本書に登場した言葉の意味について説明している。説明文の中で**太字**になっている言葉は、この用語集で別途登場するよ。

エイジェンダー
いかなる**ジェンダー・アイデンティティ**も属さないこと。

イジメ
暴力や言葉、またはネット上の嫌がらせなどで、他人を傷つけたり、脅したりすること。

異性愛（ヘテロセクシャル）
異なるジェンダーに惹かれる**セクシャリティ**。

依存症
特定の物質または行為に、身体的あるいは精神的に依存すること。物質依存の対象としてはたばこ、アルコール、薬物などが一般的。プロセス（行為）依存にはギャンブルやゲームがある。

インターセックス
「**男性**」「**女性**」の一般的な定義にあてはまらない身体的特徴（性腺、内性器、外性器の分化など）を持っている状態。

うつ病

悲しみ、落ち込み、脱力感などが最低でも2週間以上続く**こころの病気**。普段は楽しめることを楽しめなかったり、心身の機能が普段どおりに働かなくなったりする。

カウンセリング

専門家との対話や会話を通じて、その人が持つ問題、恐怖、ストレスを解決していく治療法。**こころの病気**が回復する上でも重要な手段だ。

からだの健康（フィジカルヘルス・身体的健康）

からだが良好な健康状態にあること。

感情

喜び、悲しみ、怒りなどの強い感情。**脳**だけでなく、身体も感情を感じられる。

境界性人格障害（境界性パーソナリティ障害）

感情が著しく偏っていて、自分を律することが困難な**こころの病気**。人によって全く異なる状態を見せる。激しい**感情**が湧いてはそれが目まぐるしく変わる人もいれば、衝動的で危険な振る舞いを見せる人、空虚で孤独な気持ちを抱く人もいる。

強迫性障害

重い**こころの病気**（精神疾患）の一種。強い不安やこだわりが頭から離れず、不安を打ち消すために、同じ行為を繰り返してしまう。

クィア

セクシャル・マイノリティ全体を表す言葉として使われることもあれば、単に**セクシャリティ**が**異性愛**ではないことを示すこともある。もともと

は**差別**的な意味で使われていたが、今では**LGBTQ**コミュニティで性的マイノリティの解放、支持を促進する言葉となっている。

こころの健康（メンタルヘルス）
精神面や**脳**が良好な健康状態にあること。

こころの病気（精神疾患）
長期間にわたって、人の思考、**感情**、行動に影響を及ぼす深刻な症状。メンタルヘルスの問題とも呼ばれている。

差別
ジェンダー、人種、**セクシャリティ**、**障がい**などを理由に、特定の人々に対して不公平な扱いをすること。

ジェンダー（社会的・文化的な性）
「ジェンダー」という言葉を「**セックス**」の言い換えとして、ただ性別を区別するためだけに使う人もいる。しかし**セックス**が「生物学的な性」を指すのに対して、ジェンダーは「自分の性をどう認識し、感じ、振る舞っているか」を示している。このふたつの性が一致している人もいれば、一致していない人もいる。

ジェンダー・フルイド
ジェンダーが一定ではなく、その時々で流動的に変化していくこと。フルイドとは英語で「流動的」という意味。

自己評価
自分で自分に評価を下し、価値を認めること。

自殺願望

こころの病気をわずらっている人が、この状態に行き着いてしまう場合がある。自殺願望には、死について考えたり、死にたいと願ったり、どうやって人生を終わらせようか思い巡らす状態などがある。非常に深刻な状態なので、このような気持ちを抱えてしまった人や、友人がこの願望を抱えている人は、すぐに誰かに相談してほしい。

思春期

子どもから大人へと成長・発達していく時期。身体面では**ホルモン**の働きによって大人の体型へと変化していき、生殖能力を持つようになる。脳でも伝達回路のつなぎ直しが行われ、新たな回路も作られていく。通常、女子の思春期の始まりは8歳から13歳ごろで、男子は9歳から15歳ごろ。

自傷行為

意図的に自らを傷つけたり、危険に身をさらすこと。

シスジェンダー

生まれたときに診断された**性**と、本人の性自認が一致していること。

障がい

人の身体、**脳**、感覚に影響を及ぼす機能的な問題。その人の日常的な活動、行動、体験に影響を与え、損なうこともある。

女性

生物学的な性（セックス） が「女性」であれば、**X染色体**をふたつ持って生まれ、腟や子宮などの女性器を有する。女性器のある人の多くが自分の**社会的・文化的な性（ジェンダー）** を「女性」だと自覚するが、そうでない場合もある。

神経性過食症 (過食症、ブリミア)

摂食障害のひとつ。たくさんの物を食べた後に、それを身体から排出するためにわざと吐いたり、下剤を使って排便したりする。

神経性やせ症 (拒食症)

自分はもっとやせなければと信じ、どれだけやせてもそう思い続けてしまう**摂食障害**のこと。この症状のある人は明らかに低体重であるのに、体重を減らすため飢餓状態になるまで食べなかったり、運動をやりすぎたりする。

神経伝達物質

脳内を行き交い、細胞間の情報を伝達する化学物質。この内のドーパミンやセロトニンなどが、**こころの健康**を保つ働きをする。

身体醜形障害

偏った**ボディ・イメージ**を持ち、「自分の容姿は醜い」と思い込む**不安障害**。摂食障害やうつ病など他の**こころの病気 (精神疾患)** を併発しやすい。

スティグマ

ある事 (例えば、LGBTであるとかの属性) に対するネガティブな決めつけ。そのことについて話し合い、論じたいという気持ちを人々から失わせてしまう。

ステレオタイプ

過剰に単純化されたものの見方で、人を決まった方法で扱ったり、こうだと決めつけたりしてしまう。例えば、女の子はみんなピンクが好きで、ボールをうまく投げられないと決めつけるなど、不正確で人を傷つけるような考え方だ。

精神科医

こころの**病気**や問題（精神疾患）を抱えた人に現れる物理的な症状の観察・評価を行い、診療する精神医学の専門家。医師であるため病気を診断し、薬の処方もできる。

性的指向（セクシャリティ）

その人がどの性別に性的魅力を感じるかを表す言葉。

生物学的な性（セックス）

その人が生まれ持った身体器官や**染色体**を含めた全ての特質で、たいていは**男性**か**女性**に生まれる。**生物学的な性（セックス）**と**社会的な性（ジェンダー）**が一致する人もいれば、一致しない人もいる。

性別違和

生まれつきの性別に強い不快感や苦痛などを覚え、自覚している性別（ジェンダー・アイデンティティ）に合っていないと感じること。

摂食障害

正常な食行動ができなくなる**こころの病気**。食べることが楽しめなくなると、その人の生活は多大な影響を受け、身体の健康まで損ねてしまう。

染色体

細胞の核の中にあるＸ型の構造。どの人も全部の細胞が同じ染色体を持っていて、そのうちの性染色体にはＸおよびＹ染色体が存在し、その組み合わせによって性が決定される。

全性愛（パンセクシュアル）

全ての**セクシャリティ**を好きになること。

双極性障害（躁うつ病）

長期間にわたって、激しい気分のゆれが起きる**こころの病気**。気分が高揚する「躁状態」と「**うつ状態**」の落ち込みの時間を繰り返す。

ソーシャルメディア（SNS）

人々がつながって、情報交換・共有などができるアプリやウェブサイト。

ダイエット

日常の食べ物のこと。「減量・増量、健康のために食事の内容を制限すること」という意味でも使われるが、その場合は、医師や栄養士の指示に従わなければならない。

男性

生物学的な性（セックス）が「男性」であれば、**X染色体**と**Y染色体**を持って生まれ、ペニスや睾丸といった男性器を有する。男性器のある人の多くが、**社会的・文化的な性（ジェンダー）**を「男性」だと自覚するが、そうでない場合もある。

同意（性的同意）

性行為などで、互いの意思を確認すること。誰もが互いの同意なしにセックスを行うべきではない。行為の最中も含め、いつでも同意を取り消すことができる。

統合失調症

現実と妄想の区別がつかなくなる重い**こころの病気**。幻覚と幻聴に悩まされたり、思考の混乱が起こる。

同性愛（ホモセクシャル）

同性に惹かれること。一般的に**男性**だと「**ゲイ**」、**女性**だと「**レズビアン**」と呼ばれる。

同性愛嫌悪（ホモフォビア）

同性愛者や性的マイノリティの人たちに対して、否定的な態度や行動をとること。**差別**や**イジメ**などとなって現れる場合もある。

同調圧力

集団において周囲の影響を受けること。また、少数派意見に対して、多数派と同じ意見に合わせるよう、暗黙のうちに強制すること。この言葉は、良い場面で使われることもあるが、飲酒、薬物、非行など、危険で良くない行為に引き込まれるときなどに用いられる場合が多い。

トランスジェンダー（トランス）

生まれたときに割り当てられた**性（セックス）**と、**ジェンダー・アイデン**ティティが同じではないこと。それらを一致させるために、トランスジェンダーの人は手術を受けたり、**ホルモン**治療を受けることもある。

ネットいじめ

スマホ、パソコン、タブレットなどから行う、インターネット上の**イジメ**。通常、SNS上で起きる。

脳

頭がい骨の中にあり、行動、身体的機能、思考、**感情**の全てをつかさどる部分。

ノンバイナリー

「**男性**」「**女性**」のどちらにも属さないと自覚すること。「**ジェンダー・クィ**

ア」や「ジェンダー・オーサム」「Xジェンダー」などと呼ばれる場合も
ある。

パンジェンダー
全てのジェンダー・アイデンティティに属すること。

避妊
妊娠を避けるための手段。コンドームの使用やピルと呼ばれるホルモ
ン剤の服用などの方法がある。

不安障害
過度な心配、恐怖、ストレスを感じる**こころの病気 (精神疾患)**。

ボディ・イメージ
自分のからだについて持つイメージ、感じ方。

ホルモン
情報伝達物質で、血液中に分泌されて身体中に作用を及ぼす。各部分
でたがいに連絡をとりあうことを可能にする。人の**感情**に影響を与え、
思春期には身体を成長・変化させるものもある。

無性愛 (アセクシャル)
他者に対して、性的欲求を感じることがないこと。

むちゃ食い (過食)
一度に大量に、満腹をはるかに超えても食べてしまうこと。

むちゃ食い障害 (過食性障害)
食欲のコントロールができずに食べすぎてしまう**摂食障害**。

両性愛（バイセクシャル）

異性・同性の両方に惹かれること。

臨床心理士

こころの問題（精神疾患）が原因のネガティブな行為に対して手当てを
する**こころの健康**の専門家。**カウンセリング**を通して問題解決の手助
けもする。

レズビアン

同性愛の**女性**を指す言葉。

LGBTQ＋

セクシャル・マイノリティの総称で、**レズビアン**（Lesbian）、**ゲイ**（Gay）、
バイセクシャル（Bisexual）、**トランスジェンダー**（Transgender）、ク
エスチョニングまたは**クィア**（Questioning / Queer）の頭文字をとっ
ている。＋は、それ以外の性を表す。**異性愛者**や**シスジェンダー**といっ
たマジョリティとは違った**ジェンダー**やセクシュアリティを持つ人々の
こと。

索引

ア

愛情　11, 34,

アイデンティティ　38-43, 52, 54, 159

怒り　25-27, 106-111,

イジメ　94-98, 123, 136, 256

　　ネットいじめ（サイバーブリング）　95, 162, 263

依存症　186, 243-244, 256

いろいろな変化　181

うつ病　200-202, 204-214, 257

運動（エクササイズ）　22, 67-68, 75, 243-244, 247

カ

家族の死　118

学校　171-172, 175, 177, 181

からだの健康（フィジカルヘルス）　6, 62, 257

感情　10, 13, 18, 36, 190, 257

　　愛情　11, 34

　　怒り　25-27, 106-111

　　幸せ　12, 20-22

　ストレス　11, 172, 179, 194

　不安　10, 28

こころの健康（メンタルヘルス）　6-7, 191, 198, 258

サ

幸せ　12, 20-22

ジェンダー　52-54, 132

思春期　15, 39-41, 55, 57-58, 65, 107, 124, 139, 144, 227, 259

自尊心　45-46, 50

障がい　120-123, 259

食　62-64, 227, 233-234, 237-238 242-243

自立　112-113

神経性過食症（過食症、ブリミア）　234-237, 260

神経性やせ症（拒食症）　238-242, 260

睡眠　16-17, 178

ストレス　11, 172, 179, 194

セクシュアリティ　55, 130-135, 261

セックス　139-147, 261

摂食障害　227-230, 233-234, 237-238, 242-243, 245-247, 261

神経性過食症 (過食症、ブリミア)　234-237, 260

神経性やせ症 (拒食症)　238-242, 260

むちゃ食い障害 (過食性障害)　233, 264

相談　123, 187, 198-199, 245-251

ソーシャルメディア (SNS)　69, 150, 152-154, 156, 165-168, 262

タ

ダイエット　64-66, 262

テスト　177-178

同意　133-144, 262

同調圧力　90-91, 263

友だち　78-79, 81-93

ナ

仲間、家族　34, 83, 102-123, 211, 212, 246

ネットいじめ (サイバーブリング)　95, 161-163, 263

脳　8-9, 14-15, 120, 154, 183, 186, 194, 198, 205, 207, 217, 227, 239, 263

ハ

不安　10, 28

不安障害　216, 222, 224-225, 264

ボディ・イメージ　57, 61-62, 67-69, 73, 77, 230, 264

ホルモン　10, 14, 22, 54, 107, 139, 264

マ〜ラ

むちゃ食い障害 (過食性障害)　233, 264

薬物 (ドラッグ) とアルコール　183-187

離婚　114-117

恋愛　124, 137

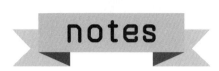

著者略歴

アリス・ジェームズ Alice James

オックスフォード大学ブレイズノーズ・カレッジで生物学を学ぶ。ロンドンでの小学校勤務を経て、2015年よりライター・編集者としてイギリスの児童書出版社で働き始める。宇宙、エネルギー、元素表などおもにサイエンス分野の書籍を手がけている。邦訳された著書には、『めくってまなぶしかけずかん 元素の世界』東京書店（2018年）、『数とコンピューターについて知っておくべき100のこと』小学館（2019年）などがある。

ルーイ・ストウェル Louie Stowell

オックスフォード大学エクセター・カレッジで英文学を学ぶ。イギリスの児童書出版社にライター・編集者として所属して、歴史、神話やサイエンス、マンガの書き方など幅広い分野の書籍を手がける。邦訳された著書には、『コーディング フォー ビギナーズ PYTHON』日経BP社（2018年）、『図解 はじめて学ぶ みんなの政治』晶文社（2019年）などがある。

訳者略歴

西川知佐（にしかわ・ちさ）

1984年、広島県生まれ。東京農業大学卒業。訳書に『ALL BLACKS 勝者の系譜（東洋館出版社）』『CHOCOLATE チョコレートの歴史、カカオ豆の種類、味わい方とそのレシピ（東京書籍）』（共訳）など。

ブックデザイン	長谷川理
カバーイラスト	後藤知江
本文イラスト	ナンシー・レシェニコフ＆フレヤ・ハリソン
	後藤知江(p1, 2, 3, 7, 83右,96, 99, 115, 119, 136, 151, 169, 191, 195, 211, 233, 249, 250)
DTP・編集協力	株式会社リリーフ・システムズ

U18　世の中ガイドブック
自分のこころとうまく付き合う方法

2020年4月7日　第1刷発行

著　者	アリス・ジェームズ＆ルーイ・ストウェル
訳　者	西川知佐
発行者	千石雅仁
発行所	東京書籍株式会社
	〒114-8524　東京都北区堀船2-17-1
	電話　03-5390-7531（営業）
	03-5390-7512（編集）
	https://www.tokyo-shoseki.co.jp
印刷・製本	株式会社リーブルテック

ISBN978-4-487-81362-9 C0095
Looking After Your Mental Health
Copyright ©2018 Usborne Publishing Ltd. UK.
Japanese translation rights arranged with USBORNE PUBLISHING LTD. through Japan UNI Agency, Inc., Tokyo
Japanese Text Copyright ©2020 by Tokyo Shoseki Co.,Ltd.

乱丁本・落丁本はお取替えいたします。
定価はカバーに表示してあります。
本書の内容を無断で複製・複写・放送・データ配信などをすることは固くお断りします。